楽しみながら身につく

歯を見分ける技術

第2版

鶴見大学歯学部教授
下田信治
鶴見大学歯学部准教授
塩崎一成

学建書院

第 2 版発行にあたって

— 歯のことをもう少し知ってみよう —

　人と人との対面コミュニケーションの中心は，口から発する言葉だと私たちは信じています．そして，言葉以上に人々のコミュニケーションを補っているのは口もとだということも私たちは知っています．

　口もとの動きや表情は，ときに言葉以上の気持ちを相手に伝えます．ところが，口もとをマスクで覆ってしまうと，それこそ話になりません．それならば透明なフェイスガードはどうでしょうか．ほんとうのところは，その奥に隠れた歯がポイントなのではないかと思うのです．歯は見えたか，歯のない人か，歯の角が欠けているのか，どちらを向いているのか，茶色か，黄色い歯か，などなど．私たちは歯を見て，相手の人柄までも一瞬にして見透かしてしまう動物のようです．

　おそらく歯が，体を養う栄養としての食物を捕らえ，噛み砕く，捕食や咀嚼器としての働きばかりでなく，自らが生きるために大切な選択を，相手の歯を見てしているのではないかと思います．少し大げさに言えば，動物は，「闘争か，逃走か」などの重要な判断情報を歯から得ているからではないでしょうか．

　歯の基本的なことは知っていると思っているけれど，いざ，子どもやおとなの口の中に歯は何本あるのか，どんな形の歯がどこにあるのか？など，ふだんはほとんど気にすることはありません．ちょっとした会話で口もとの話題になったとき，人柄の話になったとき，本書の歯の知識がほんの少しでも役立つことがあれば，とても嬉しく思います．

　第 2 版から歯の解剖学の教育エキスパートである塩崎一成氏に加わっていただきました．歯の教育研究史の一面が反映されていることを感じていただけるのではないかと思います．

2021 年 1 月

下 田 　信 治

はじめに

― あなたもできる「歯を見分ける」こと ―

　人の歯は 1 本として同じ形はありません．たとえば，切歯と臼歯の形はそれぞれ違いますし，上顎と下顎の歯の大きさと形もまちまちです．一方，同じ前歯であっても，人によって形，色，大きさがすべて違います．したがって，これらの特徴を知っていると，逆に個人を特定することもできます．

　本書は，人の 1 本ずつの歯の特徴をわかりやすく説明し，歯を見分ける技術が短時間で身につくことを目的として書かれています．

　歯を見分けるための基本は，一定のトレーニングを積めば誰でも身につけることができます．難しいことではありません．さっそく，歯を見分けるトレーニングをはじめることにしましょう．

　本書は，金原出版刊行の『歯の解剖学』第 22 版を原本として執筆しました．また，p.54，p.55，p.57，p.77 下段の図につきましては転載の許諾をいただいたことに心より感謝申し上げます．

　本書が，災害時のボランティア活動に携わる方々のお役にたてば幸いです．

2014 年 3 月

下 田 信 治

もくじ

本書の使い方

　本書は，歯を専門とする方々以外を対象に，「歯を見分ける技術」が短時間で，楽しみながら身につくことを目的に書かれています．基本的な事項を知って，手順をふめば，誰でも約 60％以上の確率で歯を見分けることができるように工夫しました．

　まず，ステップ 1 で，歯に共通する基本的な用語や知識について解説しました．各項目には，その知識の確認をするための練習問題を付しました．練習問題には，歯を見分ける経験的なポイントやコツが集められています．読みとばさないで進めてください．練習問題は，半日もあれば終えることができる分量です．これを 2，3 回繰り返すことで歯を見分けるための基本が習得できるはずです．

　次に，歯の見分け方について学習を進めますが，ステップ 1 を終えたら，ためらわず模型を手にしてステップ 2 に進んでください．ステップ 2 でわからなくなったときは，ステップ 1 の該当ページを開いて調べてください．

　ステップ 3 では，歯を見分ける精度を上げるためのコツやヒントを示しました．ぜひ身につけて活用していただきたいと思います．

《用意するもの》

■ 顎模型 ■

歯冠から歯根まで精巧にできた人の歯の模型と，
それを抜き差しできる柔らかいシリコンでできた顎模型

■ ノートと鉛筆 ■

「これは使える」と思ったときにメモするだけでなく，
何度も自分でスケッチしてイメージします．
このノートは，何度も見返すことになります．大切に保管しましょう．

Step1

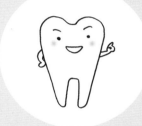

歯の形の基本

1 歯冠と歯根

(1) 臨床（的）歯冠と解剖（的）歯冠

　人の口から取り出した1本の歯を，抜去歯とよびます．

　抜去歯のエナメル質に覆われている部分を歯冠といい，セメント質に覆われている部分を歯根といいます．そして，歯の中心には象牙質と神経や血管を含む歯髄があります．

　歯が口の中にあるとき，エナメル質に覆われている歯冠が必ずしもきっちりと口の中に露出しているとはかぎりません．たとえば，歯が生える途中では歯冠の一部しか見えない場合もあれば，歯周疾患で歯根が露出している場合もあります．

　そのようなときは，たんに歯冠，歯根とはよばず，1本の抜去歯の場合には歯冠や歯根の前に解剖をつけて解剖歯冠，解剖歯根といい，口の中にあるときは臨床をつけて臨床歯冠，臨床歯根と区別します．

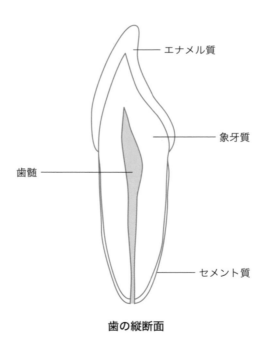

エナメル質

象牙質

歯髄

セメント質

歯の縦断面

歯冠と歯根

臨床歯根と解剖歯冠を区別しましょう.

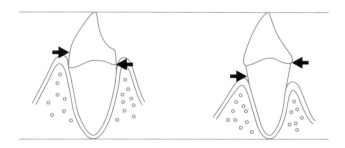

2 つの絵を見比べてみてください.
左の絵はエナメル質に覆われた解剖歯冠の 3/4 のみ口の中に露出しています.
右の絵はセメント質に覆われた解剖歯根まで露出しています.

Ans.

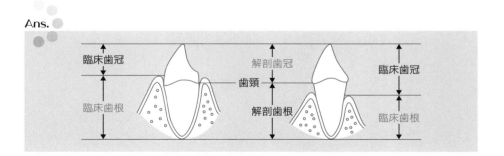

2 歯の種類（歯種）

永久歯…切歯，犬歯，小臼歯，大臼歯の４つに区別されます．

乳　歯…乳切歯，乳犬歯，乳臼歯の３つに区別されます．

（1）歯　　種

切歯 incisor （I）
物を噛み切るのに適したマイナスドライバーのような「切縁」をもっています．

犬歯 canine （C）
ペン先のように尖った「尖頭」をもっています．

小臼歯 premolar （P）
山，「咬頭」が２つあります．

大臼歯 molar （M）
山，「咬頭」が３つ以上あり，歯根も複数あります．

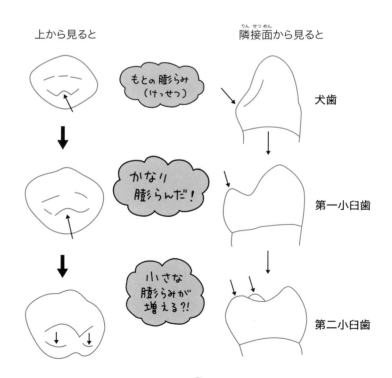

上から見ると　　　　　　　　隣接面から見ると

もとの膨らみ
（けっせつ）

かなり
膨らんだ！

小さな
膨らみが
増える?!

犬歯

第一小臼歯

第二小臼歯

歯の種類（歯種）

■練習問題

永久歯の歯種を 4 つに区別しましょう.

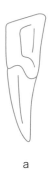 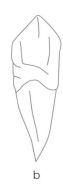 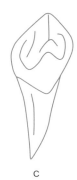 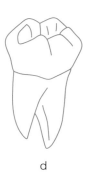

    a   b   c   d

Ans.

    a：切歯   b：犬歯   c：小臼歯   d：大臼歯

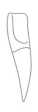 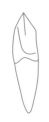 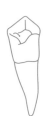 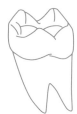

3 歯の記号

歯の記号は，一般に算用数字が多く使われています（p.42 参照）.

そして，口の中での位置は，十字の線を使って表します.

（1）口の中全体

口の中にある歯を，真中の線で上下左右に分けます.

向かい合ったときの相手の左右で表します.

永久歯　8 本×4＝32 本

右上   左上

$$8\ 7\ 6\ 5\ 4\ 3\ 2\ 1 \mid 1\ 2\ 3\ 4\ 5\ 6\ 7\ 8$$

$$8\ 7\ 6\ 5\ 4\ 3\ 2\ 1 \mid 1\ 2\ 3\ 4\ 5\ 6\ 7\ 8$$

右下   左下

また，$I\dfrac{2}{2}\quad C\dfrac{1}{1}\quad P\dfrac{2}{2}\quad M\dfrac{3}{3} = 32$ 本

乳　歯　5 本×4＝20 本

右上   左上

$$e\ d\ c\ b\ a \mid a\ b\ c\ d\ e$$

$$e\ d\ c\ b\ a \mid a\ b\ c\ d\ e$$

右下   左下

また，$i\dfrac{2}{2}\quad c\dfrac{1}{1}\quad m\dfrac{2}{2} = 20$ 本

6

（2）個々の歯の表現

　1本の特定の歯の位置を表すときは，線と数字を使います．

右上 … ⎿◯　　　　　　　左上 … ◯⏌

右下 … ⎾◯　　　　　　　左下 … ◯⏋

実際に記号を使って書いてみましょう．

ヒント

　数字の右側に縦棒を引くと右の歯を表します．
　数字の左側に縦棒を引くと左の歯を表します．

右上第一小臼歯を記号で書くと…………　4⏌

■練習問題

（　　　）の中に名称および記号を記入しましょう．

（左下　　　　　）… ⎾1　　　　（右下　　　　　　）… b⏋

右上犬歯……（　⏌　）　　　　（左上　　　　　　）… d⏋

（　　　　　　）… 8⏋　　　　（　　　　　　　　）… e⏋

Ans.

（左下中切歯）………	⎾1	（右下乳側切歯）……	b⏋
（右上犬歯）…………	3⏌	（左上第一乳臼歯）…	d⏋
（左上第三大臼歯）…	8⏋	（右上第二乳臼歯）…	e⏋

　上あごを「上顎」といい，下あごを「下顎」といいます．両方を表すときは，「上下顎」といういい方もあります．

　口の真中にある左右側中切歯の隣り合う面（隣接面）を歯並び（歯列）の中心（正中）とするとき，中心に近づく側を近心，口の奥へと遠ざかる側を遠心といいます．

　1本の歯で，歯冠のそれぞれの面を表す場合には，近心，遠心に「面」を続けて近心面，あるいは遠心面といいます．

　また，前歯の唇に接する面を唇側面，臼歯の歯冠で頬に接する面を頬側面，歯の内側で舌に接する歯冠の面を舌側面といいます．

　自分の口の中で確認してみましょう．

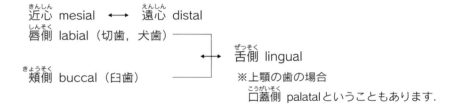

近心 mesial ⟷ 遠心 distal

唇側 labial（切歯，犬歯）

頬側 buccal（臼歯）

⟷ 舌側 lingual

※上顎の歯の場合
　　口蓋側 palatalということもあります．

方向を表す用語

■練習問題

（　）の中にふりがなを記入しましょう．

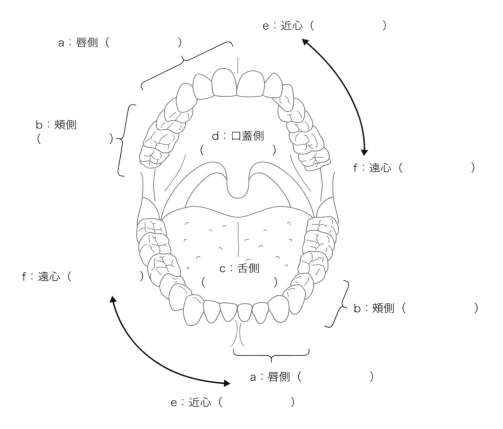

e：近心（　　　　　）

a：唇側（　　　　　）

b：頰側
（　　　　　）

d：口蓋側
（　　　　　）

f：遠心（　　　　　）

f：遠心（　　　　　）

c：舌側
（　　　　　）

b：頰側（　　　　　）

a：唇側（　　　　　）

e：近心（　　　　　）

Ans.

a：唇側（しんそく）	b：頰側（きょうそく）	c：舌側（ぜっそく）
d：口蓋側（こうがいそく）	e：近心（きんしん）	f：遠心（えんしん）

5 歯の形態と用語

（1）形　態

　人の歯は，細かく見ると左右対称ではありません．

　歯にはさまざまな凹凸（浮彫像）があります．

　四文字熟語のような名称ばかりですが，慣れると使いやすいものです．

■練習問題

　（　　）の中にふりがなを記入しましょう．

a：切縁（　　　　　　　）：切歯でものを噛み切るところ

b：尖頭（　　　　　　　）：犬歯にある「尖ったてっぺん」のこと

c：辺縁隆線（　　　　　　　　）：歯冠の周りにある盛り上がった線

d：基底結節（　　　　　　　　）：舌側の歯頸近くの膨らみ

e：咬頭（　　　　　　）：臼歯の山に相当する部分

f：咬合面（　　　　　　　）または咀嚼面（　　　　　　　　）：臼歯の，物を磨り潰す面，
　　　　　　　　　　　　　　　　　　　　　　　　　　　　　咬み合わせの面

g：隅角（　　　　　　）：3つ以上の面よりつくられる点角のこと．2つ以上は線角

※各歯科大学で用いられている用語は，細かな名称が異なる場合もあります．
　たとえば，唇面と唇側面，中心隆線と三角隆線など．

Ans.

a：切縁（せつえん）　　　　　　　　b：尖頭（せんとう）

c：辺縁隆線（へんえんりゅうせん）　d：基底結節（きていけつせつ）

e：咬頭（こうとう）　　　　f：咬合面（こうごうめん），咀嚼面（そしゃくめん）

g：隅角（ぐうかく）

歯の形態と用語

■練習問題

a〜gの名称を記入しましょう.

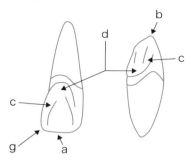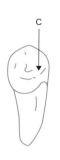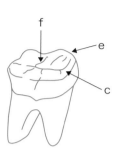

a：(　　　)　　b：(　　　)　　c：(　　　)　　d：(　　　)

e：(　　　)　　f：(　　　)または(　　　)　　g：(　　　)

名称を読んでみましょう.

鑑　　別	①歯種	②上下	③順位	④左右	歯　式
切　　歯	(　a　)	上顎切歯	上顎中切歯	右側上顎中切歯	<u>1</u>⌋
口語表現	1番 2番	上の	1番	右上1番	(　b　)

Ans.

a：切縁　　b：尖頭　　c：辺縁隆線　　d：基底結節　　e：咬頭

f：咬合面，咀嚼面　　g：隅角

(表中a, bに入る読み方)

a：せっし

b：みぎうえいちばん

歯の形態と用語

■練習問題

名称を記入しましょう.

A　切歯

a(　　　)面

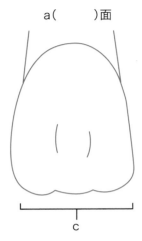

b(　　　)面

d

e

c

B　犬歯

a(　　　)面

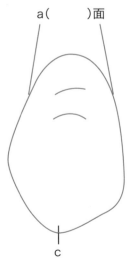

b(　　　)面

d

c

c

Ans.

A　a:唇側面　　b:舌側面　　c:切縁　　d:基底結節　　e:辺縁隆線

B　a:唇側面　　b:舌側面　　c:尖頭　　d:基底結節

12

C　小臼歯

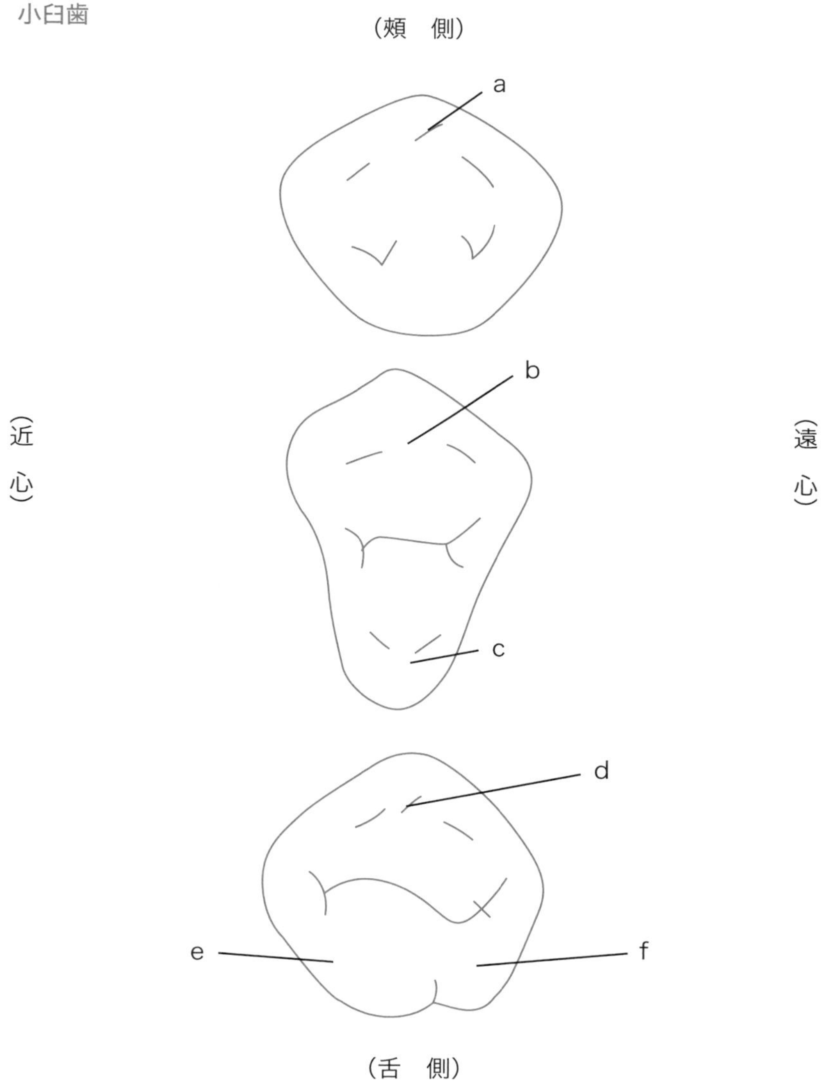

（頬　側）

a

（近心）

b

c

（遠心）

d

e　　　　　　　　　　f

（舌　側）

歯の形態と用語

D　大臼歯

（頬　側）

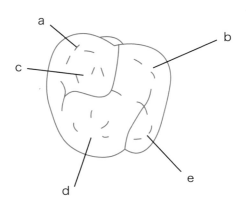

（近心）

（遠心）

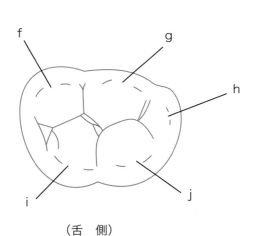

（舌　側）

（2）歯　　軸

　1本の歯について，どの方向から見ても，その歯を二等分する仮想の線を「歯軸」とよびます．ただし，この線は仮想の線のため，図に描いたり，画像として描いたときに見ることが可能になるもので，実物の歯で見える線ではありません．

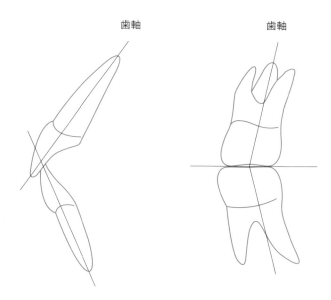

歯軸　　　　　　　　歯軸

歯の形成と成長

（1）基本事項

① 歯は生える順番によって呼び方に違いがでてきます.

- **第一生歯**：一番目に生える歯（乳歯，大臼歯）
- **第二生歯**：二番目に生える歯（前歯，小臼歯）
- **脱 落 歯**：永久歯の萌出により脱落する歯（乳歯）
- **代 生 歯**：乳歯と置き代わり生える歯（前歯，小臼歯）
- **加 生 歯**：乳歯の後ろに加えられて生える歯（大臼歯）

> 永久歯の大臼歯は前に乳歯が生えていなかったので乳歯のなかまつまり第一生歯!

② 乳歯と永久歯，上顎と下顎によって生える順番にも違いがでてきます.

- **乳　　歯**……生後8か月頃から生え始め，3歳頃に生えそろう.

上　　顎：A → B → D → C → E

下　　顎：A → B → D → C → E

> 歯が生えるころがそろそろ離乳の時期

- **永久歯**……6歳頃から生え始め，17歳以降に生えそろう.

上　　顎：6 → 1 → 2 → 4 → 3 → 5 → 7 → 8

下　　顎：1 → 6 → 2 → 3 → 4 → 5 → 7 → 8

> 第一大臼歯は6歳ころに生えるので6歳臼歯!

歯の形成と成長

(2) 歯はこうしてできる

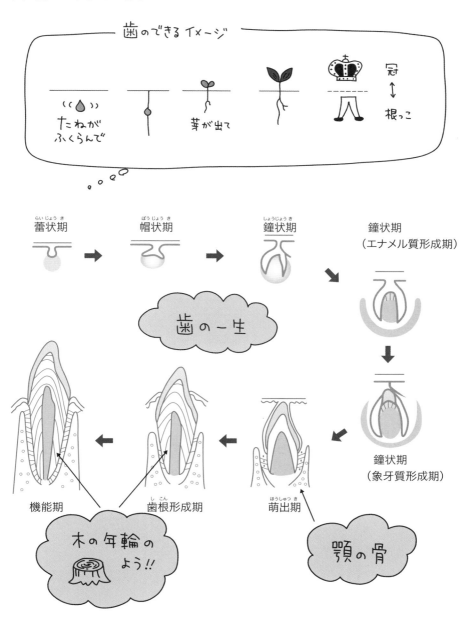

歯の形成と成長

(3) 乳歯の形成時期

（吹き出し：しはい？ / 歯の芽のこと / 上が上顎 下が下顎）

歯腫	歯胚形成	石灰化開始	出生時の歯冠形成量	歯冠完成	萌出	歯根完成	根吸収開始	脱落
A	胎生7週	胎生4~4.5月	5/6	1.5~2.5月	7.5月	1.5年	4	6~7年
A			3/5		6月			
B		胎生4.5月	2/3	2.5~3月	9月	1.5~2年	5	7~8年
B			3/5		7月			
C	胎生7.5週	胎生5月	1/3	9月	18月	3.25年	7	9~12年
C					16.5月			
D	胎生8週		咬頭融合	5.5~6月	14月	2.5年	8	9~11年
D					12月			
E	胎生10週	胎生6月	咬頭頂孤立	10~11月	24月	3年		10~12年
E					20月			

（Schour, Massler ら）

(4) 永久歯の形成時期

歯腫	歯胚形成	石灰化開始	出生時の歯冠形成量	歯冠完成	萌出	歯根完成
6	胎生3.5~4月	出生時	痕跡	2.5~3年	6~7年	9~10年
1	胎生5~5.25月	3~4月	0	4~5年	7~8年	
1					6~7年	
2	胎生5~5.5月	10~12月	0		8~9年	10~11年
2		3~4月			7~8年	
3	胎生5.5~6月	4~5月	0	6~7年	11~12年	12~15年
3					9~10年	
4	出生時	1.5~2年	0	5~6年	10~11年	12~13年
4					10~12年	
5	7.5~8月	2~2.5年	0	6~7年	10~12年	12~14年
5					11~12年	
7	8.5~9月	2.5~3年	0	7~8年	12~13年	14~16年
7					11~13年	
8	3.5~4年	7~10年	0	12~16年	17~21年	18~25年

（Schour, Massler ら）

歯の形成と成長

ポイント **1**：**歯の形成時期の覚え方**（覚え方は人それぞれだけど…）

① まずは基本となる萌出順序を覚えよう！（復習）

乳　歯　　上　顎：A → B → D → C → E

　　　　　　下　顎：A → B → D → C → E

永久歯　　上　顎：6 → 1 → 2 → 4 → 3 → 5 → 7 → 8

　　　　　　下　顎：1 → 6 → 2 → 3 → 4 → 5 → 7 → 8

② 基準点となるところを見つけよう！

　例）出生時が歯胚形成時期なのは　　4（第一小臼歯）

　　　出生時が石灰化開始時期なのは　6（第一大臼歯）

③ 萌出順序と基準点を考えながら覚えよう！

エービーデー
シーイー

（1）上顎切歯

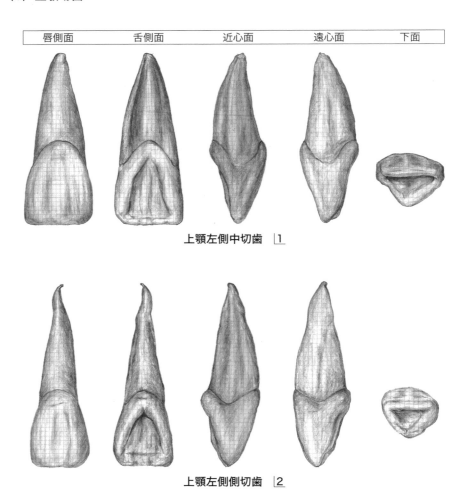

唇側面	舌側面	近心面	遠心面	下面

上顎左側中切歯 ⌞1

上顎左側側切歯 ⌞2

歯種ごとの特徴

■練習問題

　スケッチを見ながら，中切歯と比べたときの上顎側切歯の特徴をあげましょう.

a：大きさが，やや（大きい，小さい）.

b：歯冠の（近心，遠心）隅角が鈍円化しています.

c：（切縁，尖頭）が弧線を描いて傾斜しています.

d：中切歯に比べて，歯根が（太い，細い）.

ここに注目！

① 上顎の切歯は，歯冠も歯根も，中切歯のほうが側切歯よりも大きい.

② 歯冠を唇側から見ると，近心と遠心の隅角では，遠心の隅角のほうが丸みがあります.

③ 切歯の歯冠を唇側から見て，切縁のラインをたどると，ほぼ水平に直線的に走っていますが，よく見ると微妙に傾斜していて，しかも少し遠心に傾いています. しかもこの傾きは，側切歯のほうが大きい.

④ 中切歯と側切歯の歯根を比べると，中切歯のほうが太くて丸く，側切歯は中切歯に比べて細く，ひ弱な印象があります.

⑤ 上顎の切歯は，中切歯，側切歯ともに歯冠の舌側が凹み，あたかもスコップかシャベルのような形をしています. 「シャベル型切歯」という用語もあります.

⑥ 歯根を唇側から見ると，ほんの少しだけ歯根の先端（根尖）が遠心に傾いているのがわかるでしょうか？

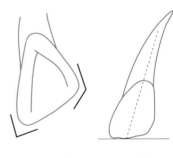

上顎 2|　　　　上顎 |2

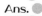

Ans.

a：小さい　　b：遠心　　c：切縁　　d：細い

歯種ごとの特徴

(2) 下顎切歯

唇側面	舌側面	近心面	遠心面	上面

下顎中切歯

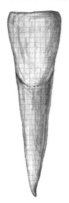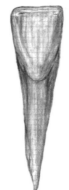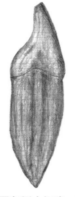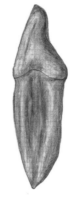

下顎左側中切歯　１

下顎側切歯

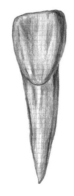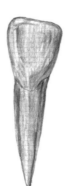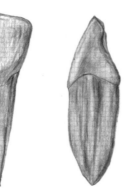

下顎右側側切歯　２

歯種ごとの特徴

■練習問題

下顎の中切歯と側切歯を比較すると，どんな違いがあるのでしょうか．
（　　）の中に言葉を入れ，図も完成させましょう．

a：下顎側切歯の歯冠のほうが下顎中切歯の歯冠よりも（大きい，小さい）．

　（この関係は，上顎切歯の関係とは逆になります．つまり，上顎では側切歯よりも中切歯が大きく，下顎では側切歯が大きい）

b：唇側面から観察すると

　・中切歯は切縁がほぼ（　　　）に走っており，歯冠は左右対称です．

　・側切歯は切縁がやや（　　　）に走っており，歯冠は左右（　　）対称です．

c：歯冠を上から見ると，中切歯は切縁が歯根の長軸に対して横走しますが，側切歯では

　少し（　　）走しています．

d：絵で描いてみましょう．

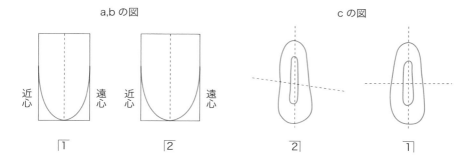

a,b の図　　　　　　　　　　　　　　　c の図

Ans.

a：大きい　　b：水平，斜め，非　　c：斜

d：

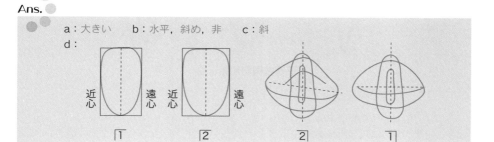

23

歯種ごとの特徴

■練習問題

上下４本の切歯の違いを理解しましょう．正しいのはどちら？

a：歯冠の近遠心径の幅が大きいのは（上顎，下顎）です．

b：歯根の水平断面の形が円錐形をしているのは（上顎，下顎）です．

c：歯根の水平断面の形が扁平で，断面が楕円形なのは（上顎，下顎）です．

d：歯冠の舌側面の辺縁隆線が発達しているのは（上顎，下顎）です．

e：形全体が丸みを帯びているのが（上顎，下顎）で，
　　全体にやせ形で輪郭が鋭いのが（上顎，下顎）です．

f：次の図は切歯の隣接面観です．どちらが上顎で，どちらが下顎？

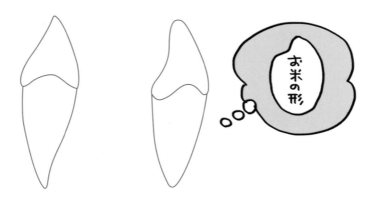

Ans.

　　　a：上顎
　　　b：上顎
　　　c：下顎
　　　d：上顎
　　　e：上顎，下顎
　　　f：左の図…上顎，右の図…下顎

■練習問題

上下顎それぞれの中切歯と側切歯の違いを理解しましょう．正しいのはどちら？

A　上顎の中切歯と側切歯の違い

a：歯冠が大きいのは，上顎では（中切歯，側切歯）です．

b：歯冠の遠心（隅角）がより丸いのは（中切歯，側切歯）です．

c：切縁が水平ではなく，より弧線を描いて傾いているのは（中切歯，側切歯）です．

d：歯根が細くて長いのは（中切歯，側切歯）です．

　※a〜dは図中のa〜dと対応します．

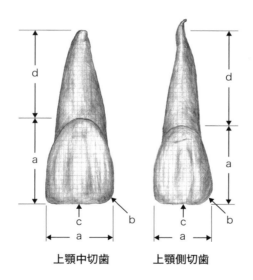

上顎中切歯　　　上顎側切歯

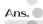

Ans.

　　a：中切歯　　b：側切歯　　c：側切歯　　d：側切歯

歯種ごとの特徴

B　下顎の中切歯と側切歯の違い

a：歯冠が大きいのは，下顎では（中切歯，側切歯）です．

b：歯冠の遠心（隅角）がより丸いのは（中切歯，側切歯）です．

c：切縁がほぼ水平に走っており，歯冠が左右対称なのは（中切歯，側切歯）です．

d：歯冠を上から見て，切縁が斜走しているのは（中切歯，側切歯）です．

　※ a〜c は図中の a〜c と対応します．

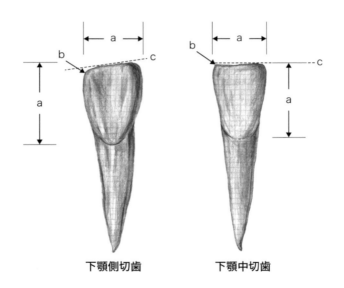

下顎側切歯　　　　　下顎中切歯

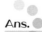

Ans.

a：側切歯　　b：側切歯　　c：中切歯　　d：側切歯

■練習問題

下の枠をいっぱいに使って，唇側から見た 8 本の切歯を描きましょう．

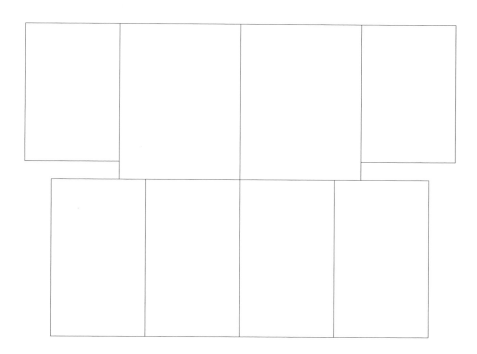

Ans.

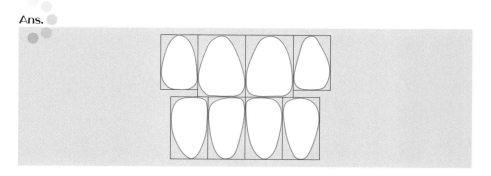

歯種ごとの特徴

（3）犬　歯

犬歯には，次の6つの特徴があります.

① 歯列弓の角に位置しています.

② 口の中に4本存在します.

③ ほかの歯に比べて歯根が長い.

④ 犬歯に隣接する歯は次第に犬歯に似てくる傾向があり，これを犬歯化といいます.

⑤ 犬歯は，歯冠の中央の先端に，尖った鋭い尖頭があります.

⑥ 犬歯の唇側面は，切歯の唇側面に比べて凸彎しています.

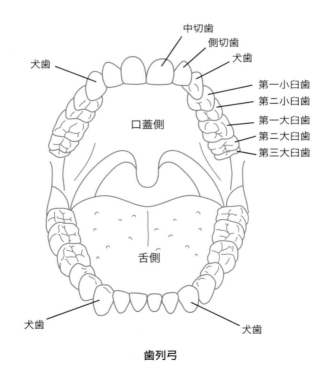

歯列弓

上顎犬歯

① でかい！

② 凹凸不平で塊瘤状（でこぼこ，ずんぐりして，握り拳に似る様子）．

③ 歯冠は太くて，短い．

④ 舌側に棘突起や中心隆線が発達しています（よくわかります）．

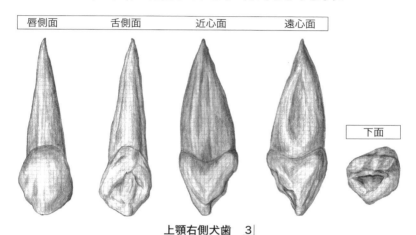

| 唇側面 | 舌側面 | 近心面 | 遠心面 | 下面 |

上顎右側犬歯　3|

下顎犬歯

① 歯冠は細長い印象をうけます ＝ 歯冠幅（近遠心径）が小さい．

② 上顎に比べて全体に単調でなだらか ＝ 辺縁隆線や基底結節の発達が悪い．

③ 歯根は近遠心的に圧平されています．

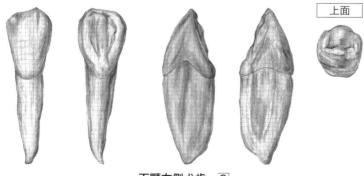

上面

下顎右側犬歯　3|

歯種ごとの特徴

■練習問題

（　　　　）の中に適切な用語を記入しましょう.

a：歯列弓とは，歯が（　　　　）に沿ってアーチ状に並んだ状態のこと（p.28 参照）.

b：口の中に犬歯は（　　）本しかありません.

c：犬歯の唇側面は，切歯の唇側面に比べて（凸弯，凹弯）しています.

d：隣り合った歯が犬歯の形に似てくることを（　　　　　）といいます.

e：犬歯には，尖った鋭い（　　　　　）があります.

　どちらが切歯？　どちらが犬歯？

f：切歯と犬歯，尖頭があるのはどちら？

g：切歯と犬歯，唇側面が平坦なのはどちら？

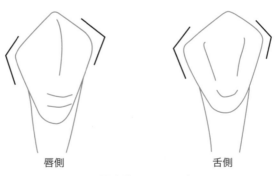

唇側　　　　　　　　　　舌側

下顎犬歯のイメージ

Ans.

a：顎の骨　　　b：4　　　c：凸弯　　　d：犬歯化　　　e：尖頭
f：犬歯　　　g：切歯

30

(4) 小 臼 歯

① 小臼歯は，犬歯の尖頭と基底結節が発達して「咬頭」ができます．

② この咬頭が２つある場合に，小臼歯といいます．

また，歯根は，１本（単根）の場合と，２本（副根）の場合とがあります．

上顎小臼歯

① 上顎小臼歯の咬合面は，頰側と舌側に２つの咬頭があり，咬合面からみた輪郭は頰舌方向に縦長の長方形をしています．

② 上顎第一小臼歯は，歯根が２本に分かれる傾向があります．

頰側面	舌側面	近心面	遠心面	咬合面

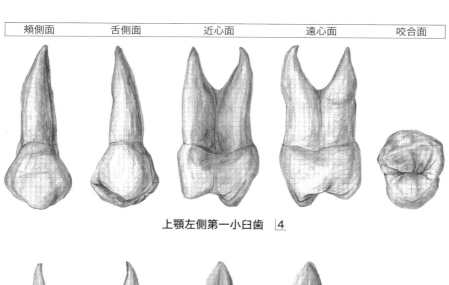
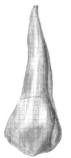
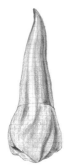
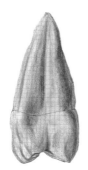
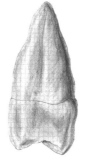

上顎左側第一小臼歯 |4

上顎右側第二小臼歯 5|

歯種ごとの特徴

下顎小臼歯

① 下顎小臼歯の咬合面には，頬側と舌側に2つの咬頭がありますが，上顎の小臼歯に比べて舌側咬頭の発達が悪く，また，咬合面からみた輪郭は三角形または正方形に近い形をしています．

② 歯根は，ほとんどが単根（1本）で，上顎の小臼歯2本と大きく異なるところです．

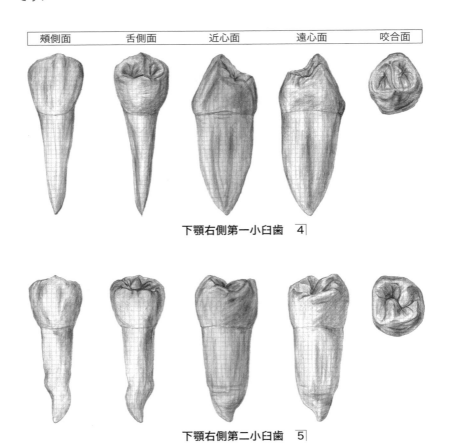

頬側面	舌側面	近心面	遠心面	咬合面

下顎右側第一小臼歯　4|

下顎右側第二小臼歯　5|

■ 練習問題

　A　上顎の第一小臼歯と第二小臼歯の比較

a：歯根が２根性なのは，上顎の第一小臼歯？　それとも　第二小臼歯？

b：次の図で，みずかき（蹼）とよばれる特徴（p.76 参照）をもつのはどれでしょうか？

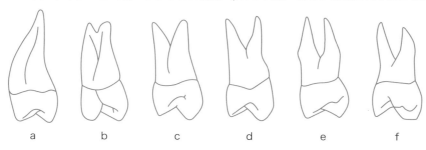

a　　　b　　　c　　　d　　　e　　　f

c：次の図は，それぞれ上顎の第一小臼歯？　それとも　第二小臼歯？

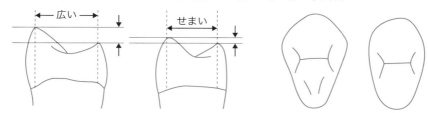

d：歯の形が全体的に「丸み」を帯びて見えるのは

　　上顎の第一小臼歯？

　　それとも

　　第二小臼歯？

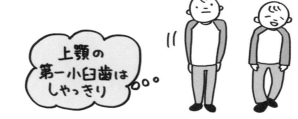

上顎の第一小臼歯はしゃっきり

Ans.

　　a：第一小臼歯　　b：b
　　c：左から，第一小臼歯，第二小臼歯，第一小臼歯，第二小臼歯　　d：第二小臼歯

歯種ごとの特徴

B　下顎の第一小臼歯と第二小臼歯の比較

a：咬合面観が全体に「おにぎり」のように三角形をしているのは，
　　下顎の第一小臼歯？　それとも　第二小臼歯？

b：咬合面観が全体に丸く，五角形をしているのは，
　　下顎の第一小臼歯？　それとも　第二小臼歯？

c：aとbの違いは，何という咬頭の大きさ（発達）の違いによるものでしょうか？

d：犬歯化の特徴が著しいのは？
　　下顎の第一小臼歯？　それとも　第二小臼歯？

結節が次第に大きくなって咬頭ができること　➡　臼歯化

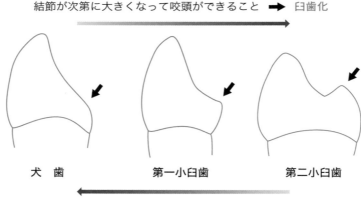

犬　歯　　　　　　第一小臼歯　　　　　　第二小臼歯

咬頭が次第に小さくなって結節に近づくこと　➡　犬歯化

Ans.

a：第一小臼歯
b：第二小臼歯
c：舌側咬頭
d：第一小臼歯

C　上顎と下顎の小臼歯の比較

咬合面観の輪郭の違い

a：長方形をしているのは,

上顎小臼歯？　それとも　下顎小臼歯？

b：正方形または多角形をしているのは,（　　）顎（　　　）小臼歯

c：三角形をしているのは,（　　）顎（　　　）小臼歯

d：枠の中に咬合面の模式図を描いてみましょう.

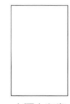
　　上顎小臼歯

　　下顎第二小臼歯

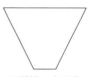
　　下顎第一小臼歯

e：上顎と下顎の咬合面の一番大きな違いは,（　　）咬頭が大きいか, 小さいかです.

大きいのが（　　）顎の小臼歯です.

Ans.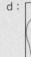

a：上顎小臼歯
b：下顎第二小臼歯
c：下顎第一小臼歯
d：

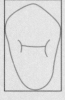

e：舌側, 上

歯種ごとの特徴

（5）上顎大臼歯

上顎大臼歯を見るときのポイント　ワン・ツー・スリー

① 咬頭の数は，基本的に 4 つ

② 歯根は，基本的に 3 本

　　頬側に細い歯根が 2 本，舌側（口蓋側）に 1 本

③ 咬合面の形は基本的に，平行四辺形

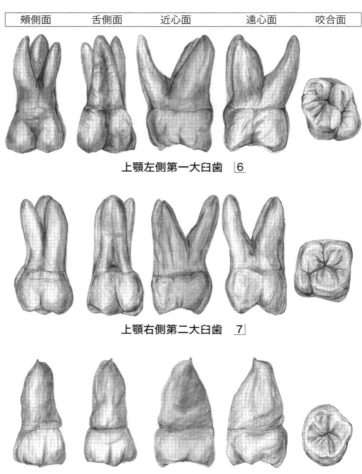

| 頬側面 | 舌側面 | 近心面 | 遠心面 | 咬合面 |

上顎左側第一大臼歯　|6

上顎右側第二大臼歯　7|

上顎左側第三大臼歯　|8

36

(6) 下顎大臼歯

下顎大臼歯を見るときのポイント　ワン・ツー・スリー

① 咬頭の数は，基本的に 5 つ

② 歯根は，基本的に 2 本

　近心側に太い歯根が 1 本，遠心側に細い歯根が 1 本

③ 咬合面の形は五角形（ホームベース型）

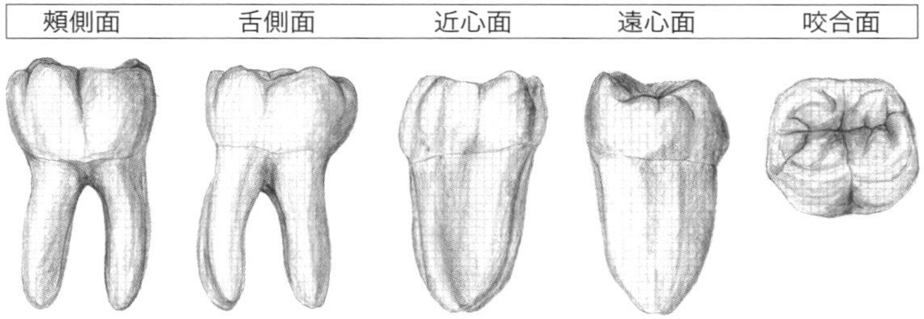

| 頬側面 | 舌側面 | 近心面 | 遠心面 | 咬合面 |

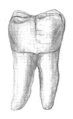 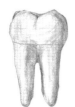 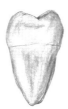 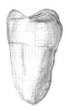

下顎右側第一大臼歯　⑥

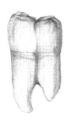 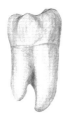 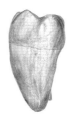 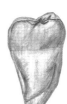

下顎右側第二大臼歯　⑦

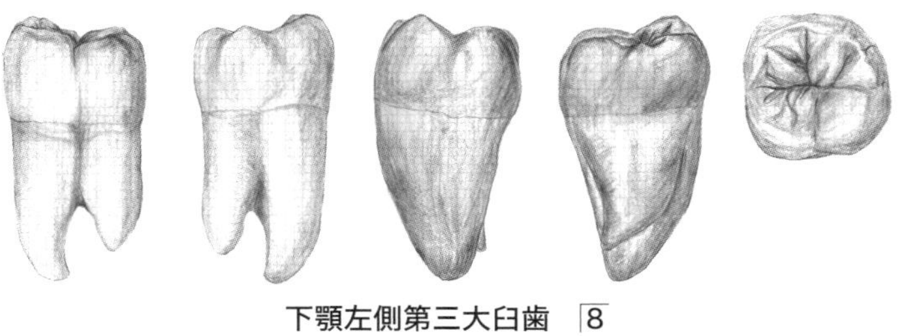

下顎左側第三大臼歯　⑧

8 歯の形態異常

（1）歯冠にみられるもの（結節，突起，隆線）

しずい
歯髄が
入ってる!!

切縁結節

基底結節
（切歯・犬歯結節）

介在結節

中心結節

臼歯結節

上顎の
舌側

カラベリー結節

根分岐部

下顎の
頬側

プロトスタイリッド

棘突起

根間突起

38

歯の形態異常

名　称	好　発	特　徴
切縁結節 （せつえんけっせつ）	切歯	切縁上にみられる3つの小突起 咬合により消失していく
基底結節 （きていけっせつ）	乳前歯, 前歯	舌側面の歯頸部付近の隆起 舌側面の歯頸隆線*→舌側面の歯頸結節*→ 基底結節→切歯・犬歯結節
切歯結節 （せっしけっせつ）	上顎切歯	基底結節の異常発育
犬歯結節 （けんしけっせつ）	上顎犬歯	基底結節の異常発育
介在結節 （かいざいけっせつ）	上顎第一小臼歯 上顎第一大臼歯	咬合面の近心辺縁隆線上の小突起
中心結節 （ちゅうしんけっせつ）	下顎第二小臼歯	咬合面の中央部付近にみられる小突起
臼歯結節 （きゅうしけっせつ）	乳臼歯	近心頬側面の歯頸部付近の隆起
臼旁結節 （きゅうぼうけっせつ）	上顎大臼歯	頬側面の過剰結節 臼旁歯が癒合したもの
臼後結節 （きゅうごけっせつ）	上顎第三大臼歯	遠心面の過剰結節 臼後歯が癒合したもの
カラベリー結節	上顎第一大臼歯	近心舌側面の過剰結節
プロトスタイリッド	下顎第一大臼歯	近心頬側面の過剰結節
棘突起 （きょくとっき）	上顎中切歯 上顎犬歯	舌側面の歯頸隆線から突出する2～3個の 小突起
根間突起 （こんかんとっき）	下顎第二大臼歯	歯冠頬側面のエナメル質が根分岐部（歯根 の分岐部のこと）に向かって突出したもの
斜走隆線 （しゃそうりゅうせん）	上顎第一大臼歯	咬合面を斜めに走る隆線
トリゴニード隆線	下顎第一乳臼歯	咬合面の近心側にみられる隆線

*舌側面の「歯頸隆線」と「歯頸結節」は,「基底結節」ともよばれます.

歯の形態異常

（2）歯冠にみられるもの（孔，溝，切痕）

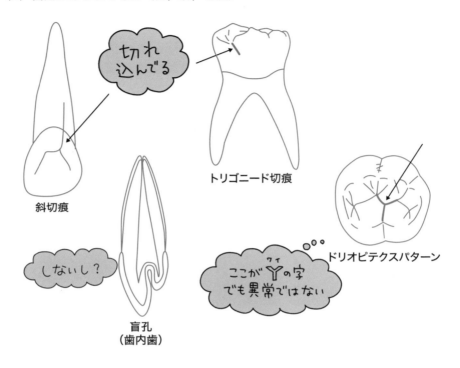

斜切痕

トリゴニード切痕

盲孔
（歯内歯）

ドリオピテクスパターン

（3）歯根にみられるもの

名　称	好　発	特　徴
斜切痕 （しゃせっこん）		舌側面の歯頸隆線にみられる切れ込み
盲孔 （もうこう）	上顎側切歯	舌側面窩 * が歯根方向に落ちくぼんだもの
歯内歯 （しないし）		盲孔などがさらに発達し，歯髄腔内に深く落ちくぼんだもの
トリゴニード切痕 （せっこん）	下顎第一乳臼歯	近心辺縁隆線と近心舌側咬頭の間の切れ込み
ドリオピテクス パターン	下顎第一大臼歯	咬合面中央部のY字型の溝 先祖返り（復古形）

＊舌側面窩：切歯の舌側面が凹んでいるようす

40

歯の形態異常

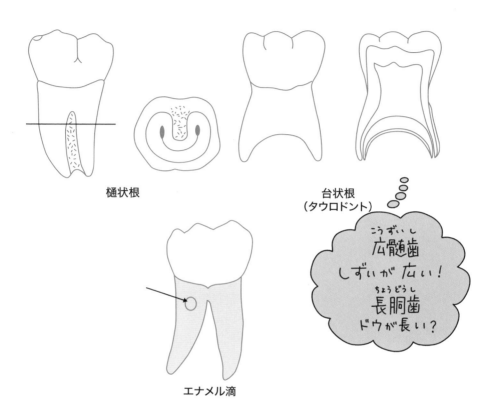

樋状根

台状根
（タウロドント）

広髄歯
しずいが広い！
長胴歯
ドウが長い？

エナメル滴

名　称	好　発	特　徴
樋状根 （といじょうこん）	下顎第二大臼歯	歯根頬側面が癒合したもの
台状根 （だいじょうこん）	乳臼歯 大臼歯	根尖のみを残し歯根が癒合したもの 歯髄腔も広がることが多い（タウロドント）
エナメル滴 （てき）	上顎第三大臼歯	歯頸部，歯根部のいろいろなところにみられるエナメル質の塊 （異所性石灰化*）

*異所性石灰化：本来の位置とは別のところに石灰化物ができること

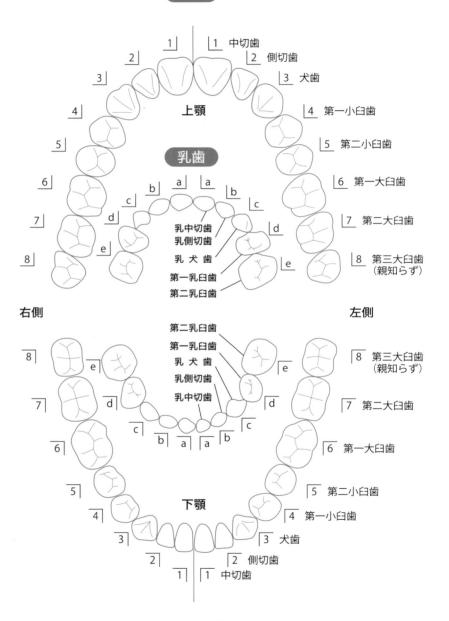

永久歯

1 | 1	中切歯
2	側切歯
3	犬歯
4	第一小臼歯
5	第二小臼歯
6	第一大臼歯
7	第二大臼歯
8	第三大臼歯（親知らず）

上顎

乳歯

乳中切歯
乳側切歯
乳犬歯
第一乳臼歯
第二乳臼歯

右側　　　　　　　　　　　　　　　左側

第二乳臼歯
第一乳臼歯
乳犬歯
乳側切歯
乳中切歯

8	第三大臼歯（親知らず）
7	第二大臼歯
6	第一大臼歯
5	第二小臼歯
4	第一小臼歯
3	犬歯
2	側切歯
1 | 1	中切歯

下顎

Step2

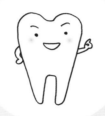

歯の鑑別の手順

この章からは歯を見分けるための実力アップをめざしましょう.
必ず歯の模型や天然歯を手元において読み進んでください.

歯の鑑別の順序

歯を見分けることを「鑑別^{かんべつ}」といいます.

次のステップを守って鑑別を進めると，確実に鑑別力がアップします.

1 **歯種を見分ける**……まずはじめに，歯種を判断します.

切歯（I）か，犬歯（C）か，

小臼歯（P）か，大臼歯（M）か？

2 **上下顎を見分ける**…次に，上顎の歯か，下顎の歯か？

3 **順位を見分ける**……そして，同じ歯種のなかで，何番目の歯かを判断します.

（1か2か？　4か5か？　6か7か8か？）.

4 **左右側を見分ける**…最後に，右側か，左側か？

　歯種を最初に判断するほうがステップ・バイ・ステップで合理的です．切歯と大臼歯を迷うことはありませんが，下顎の小臼歯か犬歯か？　下顎の切歯か犬歯か？は，ときどき迷うことがあります．そのときは，コツさえ心得ておけば大丈夫です！

（1）下顎の第一小臼歯か？　犬歯か？　（難易度レベル1）

　迷ったときは，次のポイントに注目！

① 小臼歯は，犬歯に比べて歯冠の高さが低い．

② 小臼歯は，犬歯に比べて舌側の咬頭がやや大きい．

③ 歯冠を頬側から見ると，咬頭は犬歯のほうが鋭い！

咬頭は犬歯のほうが鋭い！

歯冠が短い

高い

低い

犬　歯　　　　　第一小臼歯　　　　　第二小臼歯

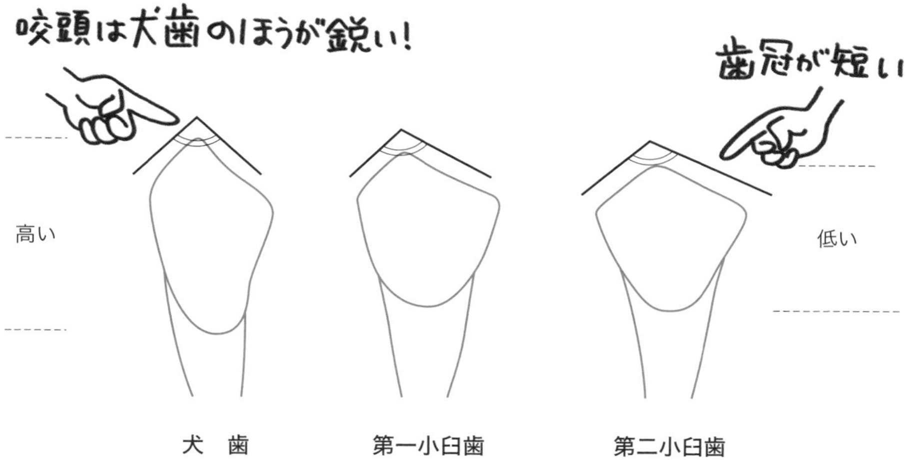

歯種を見分ける

（2）下顎の側切歯か？　犬歯か？　（難易度レベル1）

　迷ったときは，次のポイントに注目！

① 側切歯の唇側面は平坦で，犬歯のような唇側面隆線はありません．

② 側切歯の歯根は近遠心方向に薄くなっています．

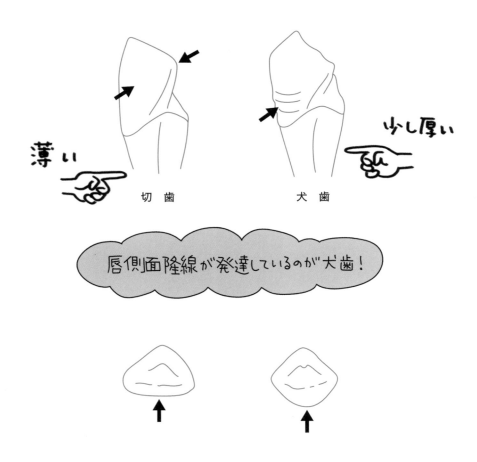

薄い

少し厚い

切　歯　　　　　犬　歯

唇側面隆線が発達しているのが犬歯！

（1）切歯の上下顎（難易度レベル 1）

　中切歯は，歯冠の大きさが上顎と下顎で大きく違うので，よほどのことがないかぎり間違えることはありません．

　しかし，上顎の側切歯は退化傾向が強いため，個人的に上顎が小さく，逆に下顎が大きい歯のときには迷うこともあります．そのときは，次の 2 つの方法を使ってみましょう．

　次の項目の，上顎の犬歯か下顎の犬歯かの見分け方は，切歯でも使えるので参考にしたい便利なポイントです．

つぎへ

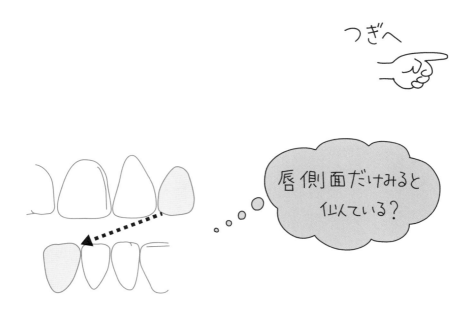

唇側面だけみると
似ている？

上下顎を見分ける

(2) 犬歯の上下（難易度レベル2）

　　上下顎の犬歯を見分けるときは，次の3つのポイントに注目しましょう！

ポイント 1 : 上下顎を見分ける

　　唇側面から見ると，上顎の犬歯（または上顎の切歯）は歯冠から歯根にかけて描く両サイドのラインが上開きになっていますが，下顎の犬歯（または下顎の切歯）の両サイドのラインはストレートに走っています．

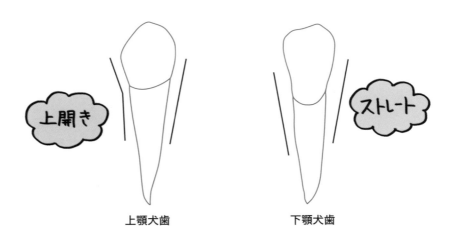

上開き　　　　　　　　　ストレート

上顎犬歯　　　　　　　　　下顎犬歯

上下顎を見分ける

ポイント 2：上下顎を見分ける

　犬歯を隣接面から見ると，歯冠舌側のラインは，上顎の犬歯（または上顎の切歯）は辺縁隆線が発達しているため凹凸感のあるラインに見えますが，下顎の犬歯（または下顎の切歯）は，なめらかな円弧を描きます．

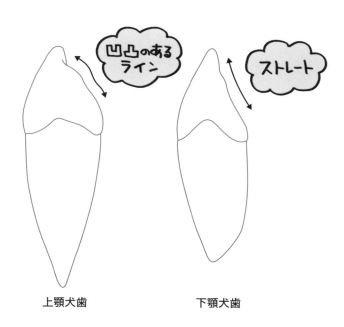

上顎犬歯　　　　　　　下顎犬歯

上下顎を見分ける

ポイント 3 : 上下顎を見分ける

　同じく，犬歯（または切歯）を隣接面から見ると，上顎の犬歯（上顎の切歯）の唇側面の描くラインは直線が屈曲していますが，下顎の犬歯（下顎の切歯）の唇側面はなめらかな円弧を描きます．

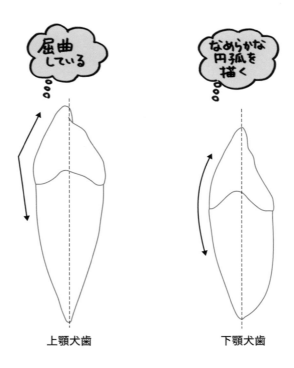

上顎犬歯　　　　　　　　下顎犬歯

（3）小臼歯の上下顎（難易度レベル1）

小臼歯の上下顎は，ステップ1の練習問題をやっていれば簡単に見分けることができます．もし不十分だと思うときは，小臼歯のところに戻りましょう．

小臼歯の上下顎は，もう1つ見分けるポイントがあります．

上顎では隣接面から見たとき歯軸と歯冠の中心溝が一直線に並びますが，下顎では舌側に屈曲します．

ポイント4：上下顎を見分ける

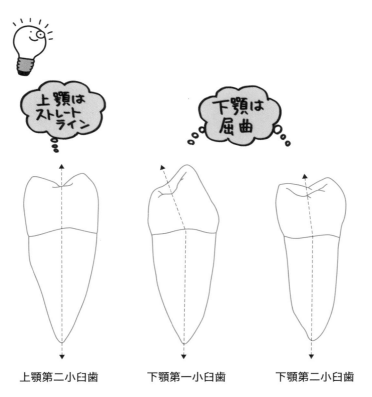

上顎第二小臼歯　　　　　下顎第一小臼歯　　　　　下顎第二小臼歯

上下顎を見分ける

（4）大臼歯の上下顎（難易度レベル2）

　上下顎の大臼歯を見分けることは基本的にやさしいのですが，一番奥の第三大臼歯はむずかしいのです.

　はじめに，上下顎の大臼歯の基本的な咬頭の数と歯根の数を再確認しましょう.

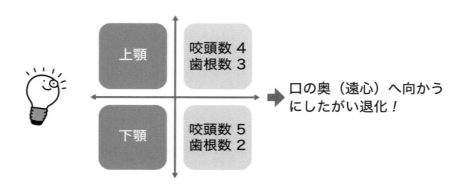

上顎　　咬頭数 4　歯根数 3

下顎　　咬頭数 5　歯根数 2

➡ 口の奥（遠心）へ向かうにしたがい退化！

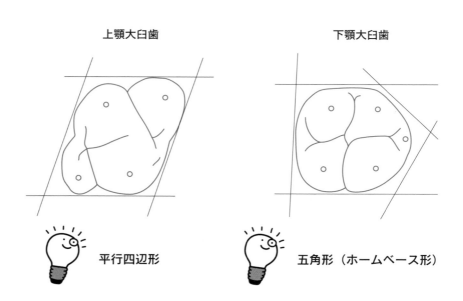

上顎大臼歯　　　　　　　　　　下顎大臼歯

平行四辺形　　　　　　　　　　五角形（ホームベース形）

「順位を見分ける」とは，次のことを決めることです．

切歯は，中切歯（1）？　それとも側切歯（2）？

小臼歯は，第一小臼歯（4）？　それとも　第二小臼歯（5）？

大臼歯は，第一大臼歯（6）？　それとも　第二大臼歯（7）？

　　　　　それとも　第三大臼歯（8）？

（1）上顎の中切歯（1）か側切歯（2）かを見分ける（難易度レベル1）

　中切歯が大きく，左右対称に近いことを知っていれば，側切歯はすぐにわかります．

 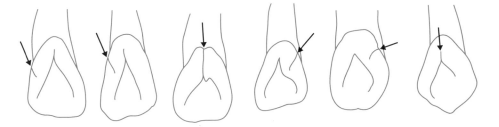

　もし，次の図のように辺縁隆線に斜切痕（しゃせっこん）（→）をみつけたら，ほぼ間違いなく上顎の側切歯と考えてよいでしょう．

順位を見分ける

下顎の中切歯と側切歯の見分け方はむずかしい.（難易度レベル5）

　下顎の切歯のうち，中切歯と側切歯を見分けることは，慣れていても間違いやすいのです．しかし，果敢にチャレンジしていただきたい．ヒントは，下顎の側切歯は中切歯よりも歯並びのアーチ（歯列弓）の外側にあるということです（p.9 参照）．これを利用すると比較的容易に見分けがつきます.

　たとえば，次の図に示すように，切歯を上（切縁側）から見て，歯根の唇舌径を結ぶライン（b）と切縁の近遠心を結ぶ仮想の線（a）を想定すると，中切歯は十字型にクロスするのに対し，側切歯では切縁の近遠心を結ぶ線がやや傾斜していることに気づきます．慣れてくれば，これだけでも見分けることができるようになります.

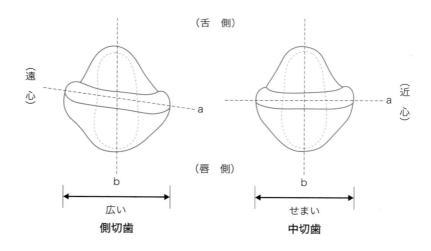

（2）上顎の第一小臼歯（4）か第二小臼歯（5）かを見分ける（難易度レベル 5）

　上顎の第一小臼歯と第二小臼歯はとてもよく似ているので，見分けるのはむずかしいでしょう．このときは，いくつかのポイントを複数組み合わせて考えるのが得策です．

　まず，第一小臼歯と第二小臼歯を手に持って咬合面から見ます．すると，次の図に示すように，頬側の近心隅角と遠心隅角が角張っているのは第一小臼歯で，丸みがあるのは第二小臼歯です．この特徴を，「米粒の形に丸い」と表現する人もいます．

　また，左右側を見分ける項目（p.68 参照）で述べますが，この頬側の近心隅角と遠心隅角が，第一小臼歯は，すべての歯種のなかで唯一逆になっています．つまり，上顎第一小臼歯は，かなり特殊な形をしています．

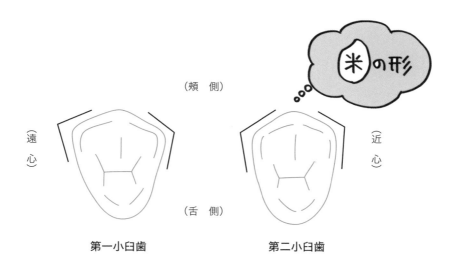

第一小臼歯　　　　　　　　　第二小臼歯

順位を見分ける

　次に，第一小臼歯と第二小臼歯を手に持って，隣接面から見てみましょう．頬側咬頭頂と舌側咬頭頂の間隔は，第一小臼歯のほうが第二小臼歯よりも幅が広く，両咬頭の高さは第一小臼歯が第二小臼歯よりも差が大きいのです．

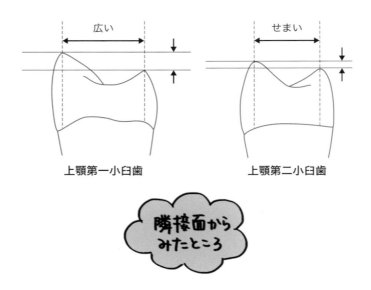

上顎第一小臼歯　　　　　　　　上顎第二小臼歯

隣接面からみたところ

　もちろん歯根は，第一小臼歯が2根に分かれる傾向が強いので，もしも2根性の小臼歯をみつけたら，「第一小臼歯かもしれない…」と思いながら，上記の歯冠のポイントをチェックしましょう．

順位を見分ける

下顎の小臼歯の見分け方はやさしい．（難易度レベル 2）

　下顎の第一小臼歯と第二小臼歯を見分けるのは，上顎に比べればはるかにやさしいものです．下顎の小臼歯の基本形のところを思い出してみましょう．第一小臼歯は，咬合面から見ると輪郭が三角形を描き，第二小臼歯は舌側に副咬頭があるので五角形を描きます．

　もし，第二小臼歯で舌側副咬頭がなかった場合を想像してみましょう．第一小臼歯に近い三角形！　になると気づきます．

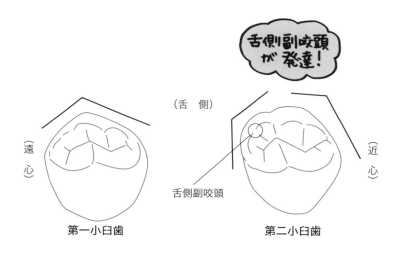

（舌　側）

舌側副咬頭が発達！

（遠心）

（近心）

舌側副咬頭

第一小臼歯　　　　　第二小臼歯

順位を見分ける

　また，歯を隣接面から見ると，下顎臼歯は舌側咬頭が後方の歯に向かうほど発達するので，頬側咬頭と舌側咬頭を連ねた線は，第一小臼歯は舌側が低くなり，ついで，第二小臼歯はややその傾斜が緩やかになります．大臼歯では舌側咬頭のほうが高くなるので，傾斜は小臼歯とは逆の傾きになります．

　そこで，小臼歯を隣接面から見るときは，頬側咬頭と舌側咬頭を連ねた線に注目して，その傾斜が強ければ第一小臼歯と考えてよいでしょう．

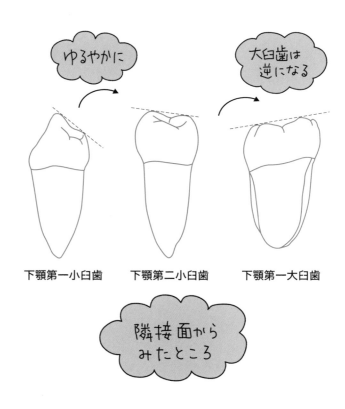

下顎第一小臼歯　　　下顎第二小臼歯　　　下顎第一大臼歯

(3) 大臼歯の順位を見分ける

① 第一大臼歯（6）か，第二大臼歯（7）か，第三大臼歯（8）かを見分けるのは
　むずかしい．（難易度レベル5）

② 第一大臼歯か第三大臼歯の判別は，やさしい．（難易度レベル2）

③ 第二大臼歯か第三大臼歯の判別は，ややむずかしい．（難易度レベル3）

④ 第一大臼歯か第二大臼歯の判別は，本当にむずかしい．（難易度レベル5）

　最初から難易度レベル5は無理です．

　そこで，難易度レベル2からはじめましょう．

　　上顎も下顎も，第三大臼歯（智歯，親知らず）は，大臼歯の
なかでも最も退化傾向が強く形に現れます．大臼歯を手にした
ら，まず「第三大臼歯か？」と問いかけてみましょう．

　　そのあとで，消去法を使って，難易度レベル5の第一大臼歯
か第二大臼歯かを決めればよいのです．

順位を見分ける

　次に，大臼歯は後方へ向かうにしたがい，歯冠と歯根に注目すべきポイントが3つ現れてきます．着実に1つずつチェックすることにしましょう．

ポイント 1：歯根

　模型の大臼歯（上顎でも下顎でもよい）の同じ側を2本手に持って，歯根の開き具合（離開度）を見てみましょう．上下顎どちらも第一大臼歯，第二大臼歯，第三大臼歯と，後方に向かうにしたがって歯根の開き具合は小さくなります．つまり，第一大臼歯は歯軸に対して勢いよく垂直に伸びていますが，第二大臼歯，第三大臼歯と，次第に勢いを失い，歯根同士が癒着するようになります．

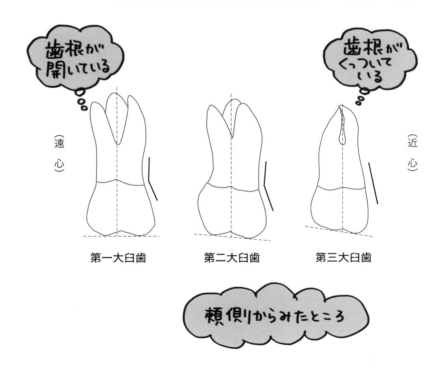

第一大臼歯　　　　第二大臼歯　　　　第三大臼歯

ポイント 2 : 歯冠

　大臼歯 2 本を手に持ち，歯を頬側または舌側，隣接面から見てみましょう．そして，歯冠の咬頭の位置に注目して観察します．

　すると，咬頭頂が，第一大臼歯，第二大臼歯，第三大臼歯と，後方に向かうにしたがって，次第に近づいてきていることがわかるでしょうか．このように，大臼歯は後方に向かうにしたがって咬頭同士が近づきます．

　同様に，大臼歯を隣接面からみても，頬側咬頭と舌側咬頭は次第に近づきます．

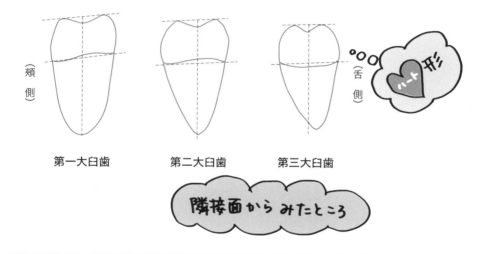

（頬側）　　　　　　　　　　　　　　　　　　　（舌側）

第一大臼歯　　　　　第二大臼歯　　　　　第三大臼歯

ハート形

隣接面から みたところ

　これは，大臼歯の咬合面の面積（固有咬合面）が後方へ向かうにしたがって小さくなる傾向があるためで，人（ホモサピエンス）の特徴でもあります．類人猿では後方に行くほど大臼歯の固有咬合面は大きくなります．つまり，第一大臼歯，第二大臼歯，第三大臼歯と，後方へ向かうにしたがって大きくなります．

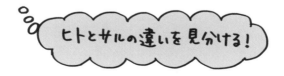

ヒトとサルの違いを見分ける！

順位を見分ける

ポイント 3 : **歯頸部** ＝ 近心隣接面の角度

　大臼歯を手に持って，頬側または舌側からその歯の近心隣接面が描く概形を見ます．第一大臼歯は歯冠の咬頭が開いて，歯根も根尖に向かってストレートかやや近心に開いているので，歯頸部で歯冠と歯根の描く角度は直線ではなく，ひらがなの「く」の字に似て，やや外開きの線を描きます．

　さらに，この近心隣接面が描くラインは，第二大臼歯，第三大臼歯と，後方に向かって次第にストレートなラインに近づきます．

　また，大臼歯を頬側または舌側から見て，近遠心の咬頭頂を結ぶ線と歯頸部の近遠心を結ぶ線について，歯軸に対してどの程度傾斜しているかを見ると，水平で平行な点線は，第一大臼歯から，次第に第二大臼歯，第三大臼歯へと傾斜が増します．

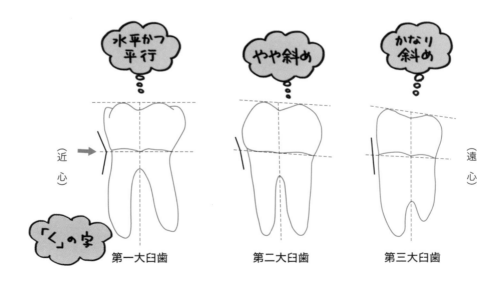

　このほかにも，第一大臼歯，第二大臼歯，第三大臼歯と，後方に向かうにしたがって，歯の大きさや体積が減少することも知っておきましょう．

順位を見分ける

ポイント 4：咬合面

《上顎の大臼歯》

　上顎大臼歯の咬合面は，遠心に向かうにしたがって，その面積（固有咬合面）が２つのパターンで退化します．

　上顎大臼歯の遠心舌側咬頭（★）が次第に小さくなり，歯冠全体が平行四辺形に変形するパターン（Ａタイプ），そして，遠心舌側咬頭（★）が次第に小さくなり消失するパターン（Ｂタイプ）の２つがあります．

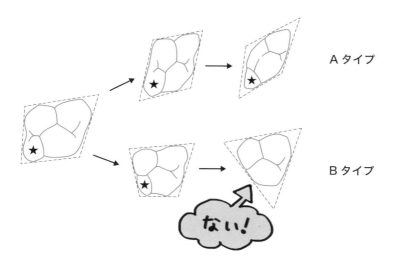

Ａタイプ

Ｂタイプ

ない！

日本人では，Ａタイプは少なく，むしろＢタイプが多くみられます．

※Ａ・Ｂタイプは，学術用語ではありません．ここでは，わかりやすくするために使っています．

順位を見分ける

《下顎の大臼歯》
　咬合面は基本的に5咬頭ですが，それぞれの咬頭を分ける咬合面の溝は，遠心咬頭（★：第5咬頭）の大きさや発達具合によって，ホームベースに近い咬合面から，漢字の「田」の字に近いものまでさまざまです．下顎の第二大臼歯は多くが4咬頭です．この特徴も第一大臼歯と第二大臼歯を見分けるときに役立ちます．

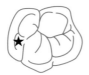 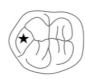

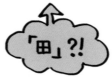

「田」?!

64

左右側を見分けるためには，それぞれの歯の

　　　　　　　　頬側（または唇側）と舌側（または口蓋側），
　　　　　　　　近心と遠心がわかっている必要があります.

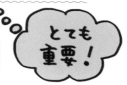

そこで，1本の歯を手に持って，顎模型に
並んだ歯列をもう一度見直してみましょう.

ポイント 1 : 上顎

　　上顎の大臼歯は，頬側に細い歯根が2本並んで見え，口
蓋側には立派な歯根が1本あります. そして，近心のほう
が威張った感じで咬頭が大きいのです.

■練習問題

頬側（唇側）と近心を判断しましょう.

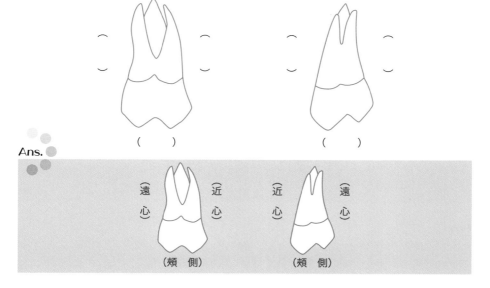

(　)　　　　　　　　　　(　)

Ans.

（遠心）　　（近心）　　　　（近心）　　（遠心）

（頬　側）　　　　　　　　（頬　側）

左右側を見分ける

ポイント 2 : 下顎

　下顎の大臼歯は，頰側に細い歯根が 2 本並んでいます．そして，近心のほうが威張った感じで咬頭が大きいのです．

■練習問題

　頰側と舌側，近心と遠心を判断しましょう．
　（　　　）の中にどの面かを記入しましょう．

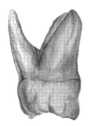

a：（　　　）面

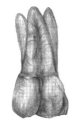

b：（　　　）面

矢印のさす面は
c：（　　　）面

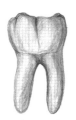

d：（　　　）面

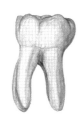

e：（　　　）面

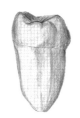

f：（　　　）面

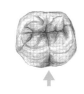

矢印のさす面は
g：（　　　）面

Ans.

a：近心面	b：舌側面	c：遠心面
d：頰側面	e：舌側面	f：遠心面　　g：頰側面

左右側を見分ける

ポイント 3

小臼歯は頬側の咬頭が大きく，
切歯は舌側が凹んでいます．

■**練習問題**

　大臼歯以外の小臼歯，犬歯，切歯の頬側または唇側，そして，近心と遠心はわか
るでしょうか？　（　　　）の中に矢印のさす面を記入しましょう．

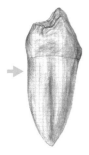 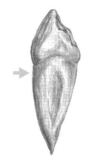 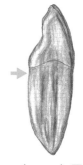

　　a：(　　　) 面　　　　b：(　　　) 面　　　　c：(　　　) 面

Ans.

　　a：舌側**面**　　b：唇側**面**　　c：舌側**面**

ポイント 4

① 上顎の大臼歯を，咬合面が見えるように 1 本手に持って，
　口蓋根を手前にすると，歯の近心（咬頭）のあるほうが，そ
　の歯の左右を示しています！　右にあれば右上の歯で，左に
　あれば左上の歯です．
② 下顎の大臼歯を，咬合面が見えるように 1 本手に持って，
　舌側を手前にすると，歯の遠心（咬頭）のあるほうが，その
　歯の左右を示しています！

　しかし，歯の近心と遠心を見分けるのはむずかしいのです．
　そこで，次のポイント 5 を活用しましょう．

左右側を見分ける

 とっておきの有名な法則，ミュールライター（Muhlreiter）の
三徴候（三歯徴）を使いましょう．
近心と遠心を見分ける決め手！ になります．

　これは，近心と遠心を見分ける決め手になりますが，「三徴候」のうちの 1 つだ
け覚えて，その 1 つだけで決めてはいけません．必ず 3 つともチェックするように
しましょう．
　ポイント 5 の前に，しっかり左右を見分けるためのポイント 1～4 を復習してお
きましょう．

ミュールライターの三徴候

> ① 弯曲徴：歯の咬合面から見て，近心隅角は鋭角，遠心隅角は鈍角です．
> ② 歯根徴：すべての歯の歯根は，切縁または咬合縁に対してその歯軸が遠心
> 　　に傾斜します．
> ③ 隅角徴：歯の唇側または頬側から見て，近心隅角は鋭角，遠心隅角は鈍角
> 　　です．
> 　　　ただし，上顎の第一小臼歯（4）だけは，弯曲徴と隅角徴がすべての歯
> 　　種とは逆になっています．

※数学では，1～89 度を鋭角，90 度を直角，91 度～鈍角としていますが，ここ
　では，より角度が小さいことを鋭角，より角度が大きいことを鈍角として説明し
　ます．

左右側を見分ける

■練習問題

（　　）の中に適切な用語を記入しましょう.

a：ミュールライターの三徴候とは，（　　　）と（　　　）を見分ける決め手です.

b：① 弯曲徴：咬合面から見て，近心の角は（　　　），遠心の角は（　　　）

② 歯根徴：その（　　　）が（　　　）に傾斜

③ 隅角徴：唇側または頬側から見て，近心隅角は（　　　），遠心隅角は（　　　）

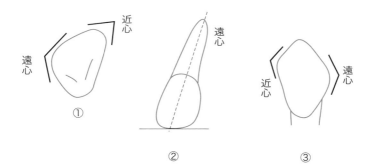

つまり，ミュールライターの三徴候は，こんな感じです.

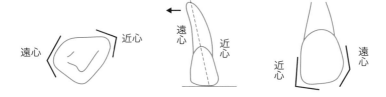

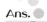

Ans.

a：近心，遠心
b：① 鋭角，鈍角
　② 歯軸，遠心
　③ 鋭角，鈍角

左右側を見分ける

■練習問題

　次の図を見ながら，近心，遠心を指でさしながら言葉にしてみましょう.

（　　）徴

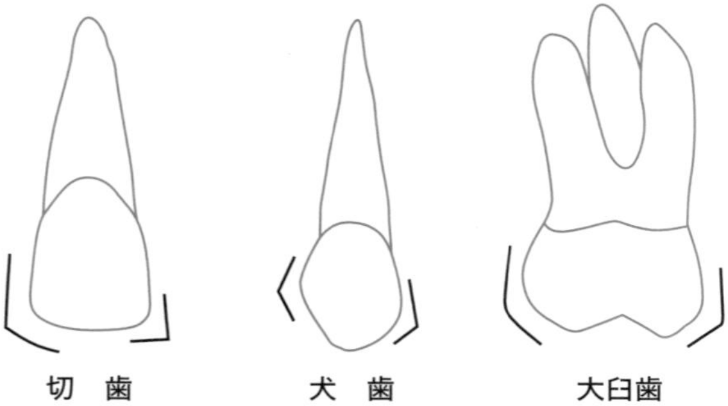

切　歯　　　　　　犬　歯　　　　　　大臼歯

（　　）徴

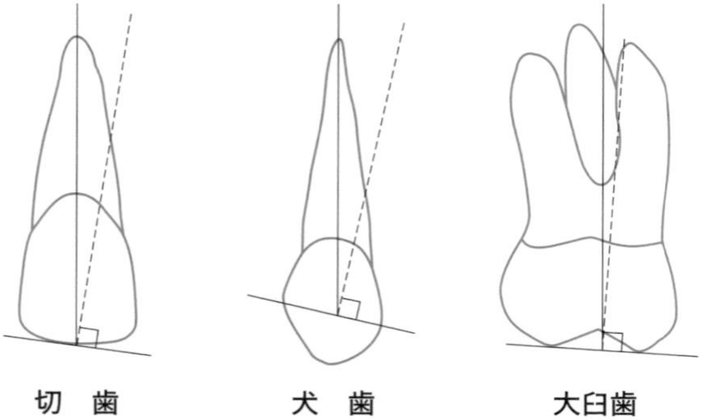

切　歯　　　　　　犬　歯　　　　　　大臼歯

（舌　側）

（　　）徴

（頬　側）

70

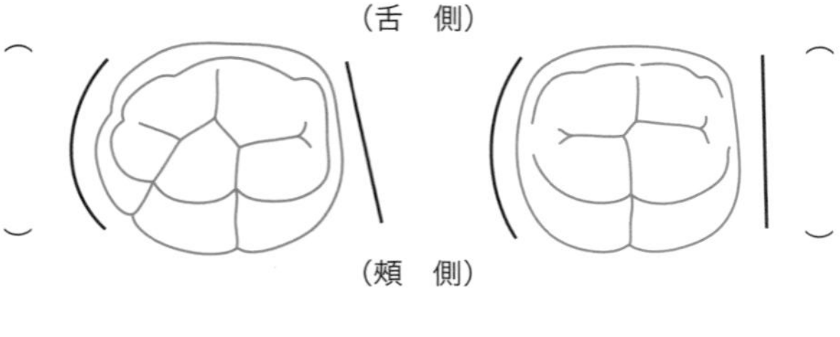

左右側を見分ける

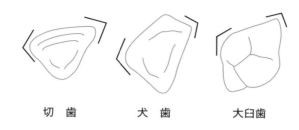

（　　）徴

切　歯　　　　　犬　歯　　　　　大臼歯

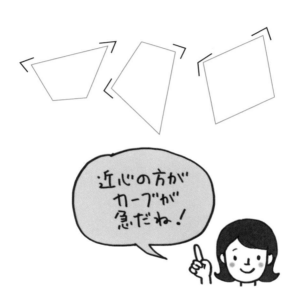

近心の方が
カーブが
急だね！

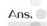
Ans.

上段から
隅角徴：図の左からすべて左側が遠心，右側が近心
歯根徴：図の左からすべて左側が遠心，右側が近心
弯曲徴：図の左からすべて左側が遠心，右側が近心
弯曲徴：図の左からすべて左側が遠心，右側が近心

71

Step3

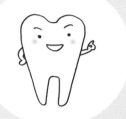

鑑別力を
上げるポイント

1 決定的な形

　歯を見分けるとき，見ただけでその歯とわかる「決定的な形態的特徴」をもつものがあります．これらの特徴を知っておくと，鑑別がスピードアップし，間違いも少なくなります．

（1）介在結節

　上顎の第一小臼歯の咬合面の近心辺縁隆線に小さな結節（★）が見られることがあります．これを見つけたら，近心か，遠心かの判別に使ってみましょう．

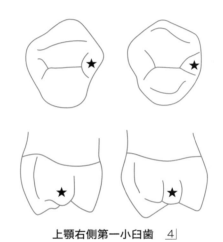

上顎右側第一小臼歯　4⌋

■練習問題

　（　　）の中に適切な用語を記入しましょう．

a：上の図は（　　　　　）（右）と，その不全形（左）である．
b：上の列は（　　）面，下の列はそれぞれの（　　）面である．

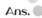
Ans.

　　　　a：介在結節　　b：咬合面，近心面

決定的な形

(2) 樋状根 <ruby>樋<rt>とい</rt></ruby><ruby>状<rt>じょう</rt></ruby><ruby>根<rt>こん</rt></ruby>

　下顎の第二大臼歯または第三大臼歯に，ときに出現する「<ruby>雨樋<rt>あまどい</rt></ruby>」に似た歯根をいいます.

　近心根と遠心根が癒着してできた歯根の形態で，開いているほうが舌側です.

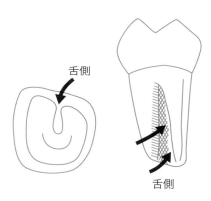

舌側

舌側

■練習問題

　樋状根は，どの歯に多く見られるでしょうか？

Ans.

下顎の第二大臼歯と第三大臼歯
樋状根の出現頻度
下顎第一大臼歯：　0%
下顎第二大臼歯：30%
下顎第三大臼歯：10%
　　　　（中山，1941）

2 見分けに「便利」な特徴

（1）上顎の第一小臼歯の特徴…その1

弯曲徴・隅角徴がすべての歯種と逆！　活用しましょう！

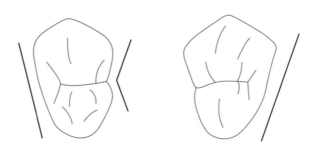

（2）上顎の第一小臼歯の特徴…その2

「みずかき」になっている歯根もあります．

「みずかき」は通称で，近心根と遠心根の間が鳥のみずかき状に癒着している状態をいいます．2根性の上顎第一小臼歯の特徴です．

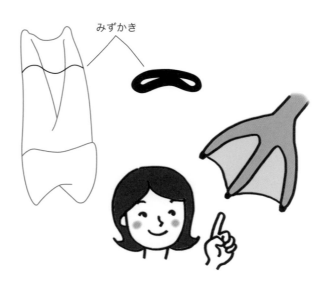

みずかき

（3）下顎の中切歯の近心と遠心は，見分けにくい

　そのときは，歯根に注目！

　歯根の近心面には縦に走る膨隆があり，遠心面には溝があります．

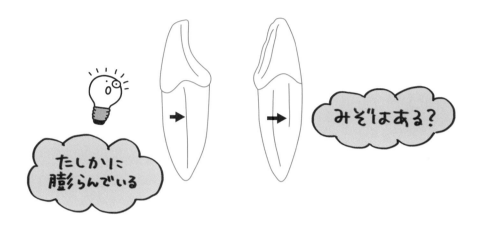

（4）上顎の第一小臼歯と第二小臼歯の比較

　第一小臼歯に比べて，第二小臼歯の舌側咬頭は，より近心に位置します．このため，舌側面中央と舌側咬頭を結ぶ膨隆ラインは，第一小臼歯と比べ，より曲がったラインを示します．

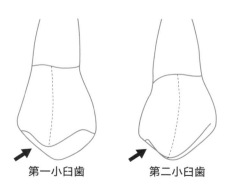

第一小臼歯　　　　　　第二小臼歯

見分けに「便利」な特徴

（5）歯の見分け方チャート

　ヒトの上下顎32本の歯を鑑別するときの判別の手順とその結果を，チャートに示しました．鑑別していて混乱したとき，次に何を判別するのか考えるとき役に立ちます．

| 歯種を判別 | 上下顎を判別 | 同一歯種の順位を判定 | 左右の判別 / 歯式で表記 |

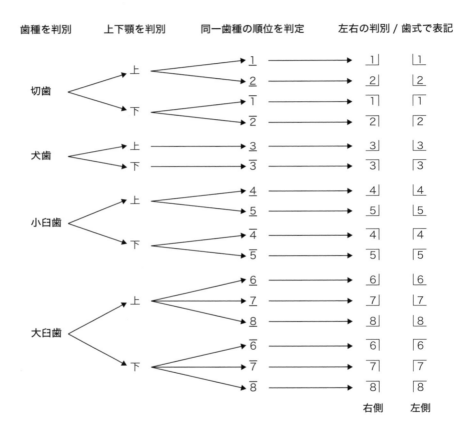

（6）乳歯の形の特徴（永久歯と比べて）

《乳歯の歯式》

　　乳歯の歯式は，臨床では，多くはアルファベットで表記されます（p.42 参照）.

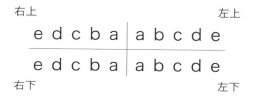

右上　　　　　　　　　　　左上

e d c b a ｜ a b c d e

e d c b a ｜ a b c d e

右下　　　　　　　　　　　左下

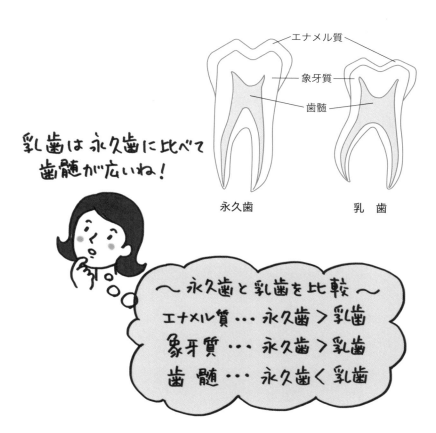

エナメル質
象牙質
歯髄

永久歯　　　　　　　乳　歯

乳歯は永久歯に比べて
歯髄が広いね！

〜 永久歯と乳歯を比較 〜
エナメル質 … 永久歯 ＞ 乳歯
象牙質 … 永久歯 ＞ 乳歯
歯　髄 … 永久歯 ＜ 乳歯

見分けに「便利」な特徴〈乳歯〉

《乳歯の特徴》

　　乳歯は，永久歯と比べると，次のような特徴があります．

① 大きさは，永久歯に比べて小さい．

② 原則として，乳臼歯以外は，後継永久歯（乳歯の生えていた位置に生える永久歯）とよく似た形をしています．

③ 乳臼歯は，永久歯の小臼歯や大臼歯に似ています．

④ 乳歯の歯冠は短く，歯根は長い．

⑤ 乳歯の歯冠の近遠心径は大きい（歯冠の幅が広い）．

⑥ 乳歯の歯冠の頬舌径は小さい（歯冠の厚さは圧縮されています）．

⑦ 歯帯が発達しています（歯冠の歯頸部近くが永久歯に比べて著しく膨隆）．

⑧ 乳前歯の歯根の中央から先が唇側に屈曲しています（永久歯の歯胚が舌側にあるので）．乳臼歯は，歯根が離開しています．

⑨ 乳歯は，歯頸部の狭窄（くびれ）が著しい．

⑩ 乳歯はエナメル質，象牙質が比較的薄い．

⑪ 乳歯の歯髄腔は大きい（とくに近心髄角が突出しています）．

⑫ 咬合面の裂溝は永久歯ほど著明ではありません（溝は浅い）．

⑬ 乳歯は咬耗が起こりやすい．

⑭ 乳歯の色は白色ないし青白色

⑮ 上下顎の第一乳臼歯は，歯根の数が後継永久歯と異なります．

　　上顎の第一乳臼歯…3 本

　　下顎の第一乳臼歯…2 本

　　※ 81 ページのイラストは，上記①〜⑮の番号に対応しています．

見分けに「便利」な特徴〈乳歯〉

左ページの乳歯の特徴をイラストで表すと，こんなイメージになります．

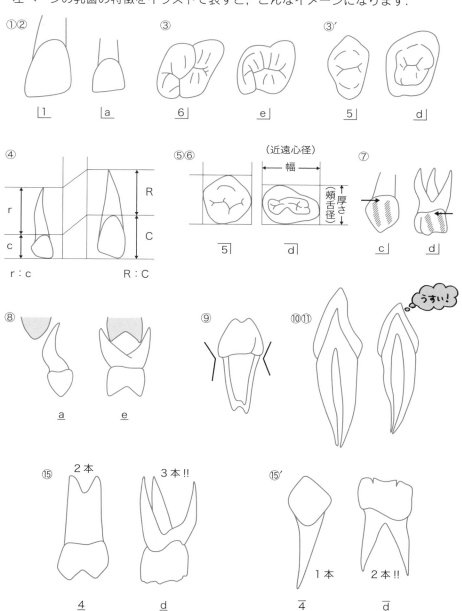

3 個体識別に役立つ「歯列と咬合」

（1）歯列と咬合

　口の中で歯が一列に並んだ状態のことを「歯列」といい，上顎と下顎の歯の咬み合わせのことを「咬合」といいます．

　1本の歯を見分けるとき，模型の歯は基本的な形を勉強するのに都合よくつくられています．しかし，それは模型の歯であって，実際の人の歯を見ると，口の中で機能していたときの状態を反映して，「咬耗」や「磨耗」が見られます．

個体識別に役立つ「歯列と咬合」

（2）個体識別と「咬耗と磨耗」

　個体を識別するとは，年齢や性別，そして身体の特徴から個人を特定，または推定する作業をいいます．これまで，1本の歯が口の中でどこに位置するかを知る方法について学んできましたが，私たち一人ひとりの口の中はそれぞれ特徴があり，一人ひとりが個性的な咬み合わせをしています．

　このような，一人ひとりの特徴を利用して個人の推定を進めていきますが，長年，人の口の中で，そして歯列の中で，さらに個性的な咬み合わせで機能した歯は，食生活や噛み癖も加えられて，その人独自の咬耗や磨耗が観察されます．

　したがって，天然のヒトの歯を見分けるときは，1本ずつ丁寧に観察します．そうすると，その歯がどのような状態で口の中で機能していたのか，歯のほうから私たちに語りかけてきます．

　たとえば，上顎の切歯では，通常，舌側面に咬耗や磨耗が観察されますが，もしも唇側面に観察されるときは，その人が「反対咬合」であったかもしれないと疑ってみます．また，咬耗や磨耗が，ほとんど，あるいはまったく観察されない歯もあります．このような歯は，もしかすると口の中に生えてきていない，つまり，骨の中に埋まったままの状態かもしれません．第三大臼歯（8）は，顎に埋まって機能しないまま抜去されることも多く，第三大臼歯に咬耗や磨耗が少ないのはこのためです．

個体識別に役立つ「歯列と咬合」

(3) 上顎と下顎の歯の関係

　上下の歯列が咬み合った状態のことを「咬合」といいます.

　歯を咬み合わせると,切歯は下顎の歯に上顎の歯が被いかぶさるように位置しています.このような被蓋関係（被いかぶさること）では,咬み込みの垂直的な深さのことを垂直被蓋（over bite）といい,前後方向の被蓋関係のことを水平被蓋（over jet）といいます.

　また,臼歯部では下顎の頬側咬頭の頬側に上顎の頬側咬頭が位置します.

　この関係を利用すると,歯が機能していた口の中の被蓋関係によって咬耗や磨耗が起こります.多くの人は,このような咬合関係にあったと考えられるので,どこが咬耗しているのかを見ることで,上下顎の咬み合わせを推定するのに役立つこともあります.

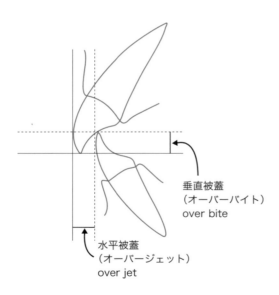

垂直被蓋
（オーバーバイト）
over bite

水平被蓋
（オーバージェット）
over jet

下顎の歯に上顎の歯が被いかぶさるように位置します.
逆の場合は,反対咬合（いわゆる受け口）といいます.

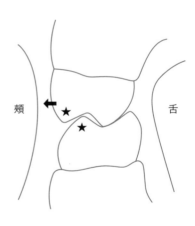

頬　　　　　舌

臼歯部では,下顎の頬側咬頭（★）の頬側（←）に上顎の頬側咬頭（★）があります.この場合は正常咬合といい,逆の場合は,反対咬合といいます.

個体識別に役立つ「歯列と咬合」

　前歯部や臼歯部で上顎と下顎の咬み合わせの被蓋関係が逆になる場合もあります．このように被蓋関係が逆転した場合のことを「反対咬合」とよんでいます．

　上下顎の鑑別をするとき，正常な被蓋関係のことを知っていると役に立つことも多いのですが，ときに，このような反対咬合のときもあるので注意して観察しましょう．

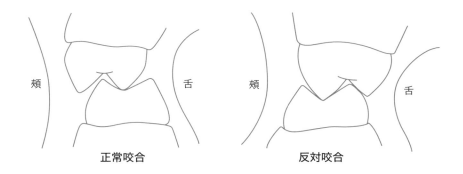

頬　　　　　　舌　　　　　頬　　　　　　　舌

正常咬合　　　　　　　　反対咬合

個体識別に役立つ「歯列と咬合」

（4）歯列の中の歯

　下の図で，それぞれの歯は最も突出した点で隣り合う歯と接しています．その隣り合う歯同士の接点を接触点といいます．

　このとき，それぞれの歯の接触点はほぼ一定で，切歯，臼歯ともに唇側（または頬側）や咬合面から見て，切歯では切縁寄り 1/3，臼歯では咬合面寄り 1/3 の部位で接しています．

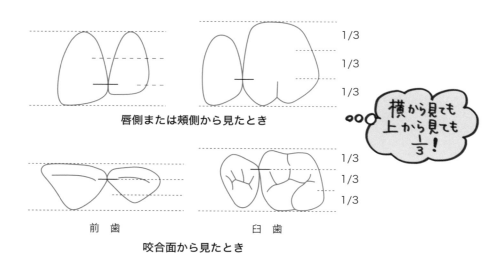

唇側または頬側から見たとき

1/3
1/3
1/3

前　歯　　　　　　　　　臼　歯

1/3
1/3
1/3

咬合面から見たとき

横から見ても上から見ても $\frac{1}{3}$ ！

　このような接触点を注意深く観察すると，それぞれの歯のもつ特徴や，口の中にあったときの様子をうかがい知ることができます．

　たとえば，接触点に通常見られる磨耗がないとき，その歯は接触していなかったことになります．つまり，歯並びが悪かったり，隣の歯がなかったと考えられます．

個体識別に役立つ「歯列と咬合」

(5) 歯列にできる隙間…「鼓形空隙」
（こけいくうげき）

　歯列を唇側・舌側，あるいは咬合面から見ると，隣り合う歯と歯の間に楽器の「鼓」（つづみ）に似た隙間ができます．これを鼓形空隙とよんでいます．

　また，歯と歯の間の隙間を歯間隙とよび，その部位の歯肉を歯間乳頭（しかんげき）といいます．

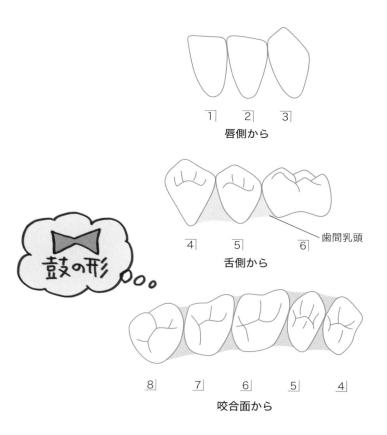

鼓の形

唇側から

歯間乳頭

舌側から

咬合面から

　このような鼓形空隙や歯間乳頭に近い歯面は，歯ブラシの毛先が届きにくく，う蝕（むし歯）が多発しやすいところです．したがって，1本の歯を手にしたとき，う蝕の程度から，その人の歯磨き習慣や口の中のようすを，ある程度推定する手掛かりにもなります．

4 難易度の高い鑑別

　難易度が高い鑑別には，次の2つのケースがあります．

　第1は，その歯自体の鑑別がむずかしいわけではなく，歯の一部分が欠けていたり，時には半分以下，さらにほんのわずかしか残っていないときに鑑別を迫られるケースです．このようなとき，どこのどの歯であるかを決めるのは，きわめてむずかしいといえます．

　実際の個体識別の現場では，残っている歯の一部分から，さらに別の情報を引き出すことになります．たとえば，何歳くらいの人か？　性別は？　などです．いずれも時間を要する作業なので，専門機関での分析に委ねるのが得策です．

　第2は，「鑑別を誤りやすい」という意味で難易度の高い歯です．鑑別で迷ったときは，次の4つに該当するのではないでしょうか．

① 下顎の中切歯か，側切歯かを迷っている． ☞ p.22, 23, 26, 27
② 下顎の第三大臼歯か，第二小臼歯かを迷っている． ☞ p.32, 35, 57, 58
③ 上顎の側切歯か，下顎の側切歯かを迷っている． ☞ p.21, 26, 53
④ 上顎の犬歯か，下顎の犬歯かを迷っている． ☞ p.29, 30, 50

　このような鑑別で迷っているときは，練習問題のページを，2回，3回と繰り返してみましょう．どこかにコツが見つかるはずです．

Step4

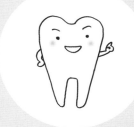

歯の鑑別ゲーム

　この章では，歯の鑑別ゲームを4つ紹介します．どのゲームも学習効果については実証済みのゲームばかりで，鑑別の実力が上がることは受合いです．
　時間があるときに友人と楽しんでみてはいかがでしょうか．

1 ゲーム 1

(1) 用意するもの

■顎模型

人工歯が歯根まで透けて見えていて，簡単に抜き差しできるもの．

■ストップウォッチ（またはタイマー）

(2) やり方

全部の歯を模型から抜いて，テーブルの上にバラバラにしてシャッフルし，全部の歯を元に戻すまでの時間を競います．

もちろん友だちとの競争の前には，ひとりでこっそり練習しておきましょう．

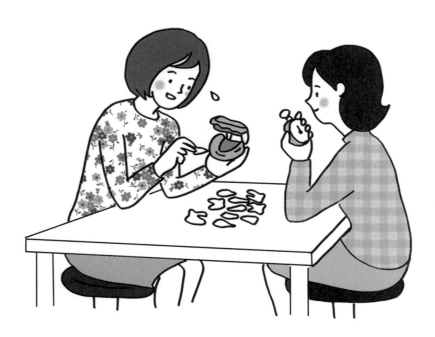

(1) 用意するもの

■顎模型

ゲームその1と同様に，人工歯が歯根まで透けて見えていて，簡単に抜き差しできるもの．

(2) や り 方

① 友だちに，適当に歯を顎模型から抜いて手渡してもらい，どこの歯かを言い当てます．

手に持って，しっかり観察してから答えを言います．

② ①と同じように，友だちに，適当に歯を顎模型から抜いて手渡してもらい，目隠しをして指先の感覚で鑑別します．

③ はじめに何本の歯を見分けるか決めておき，スコアをつけて正解数を競います．

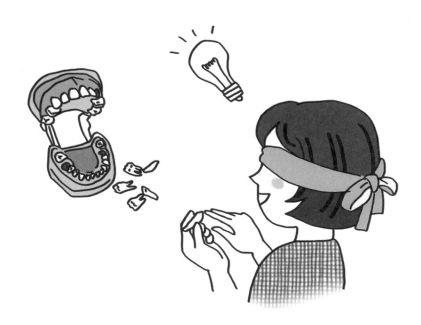

（1） 用意するもの

■人工歯 1 本

顎模型から任意の歯を取り出します.

■粘土

できれば，乾燥しない，べとつかない粘土がよい.

■ストップウォッチ（またはタイマー）

（2） や り 方

隣に人工歯を置いて，歯冠から歯根までを粘土でつくります.

できるだけ大きくつくるほうがよいのですが，大きくすればするほど時間がかかります.つくる大きさに合わせて，時間を決めるとよいでしょう.

完成したら，さっそく友人と品評会を開きましょう！

「誰だ，ゾウの足をつくったのは！」

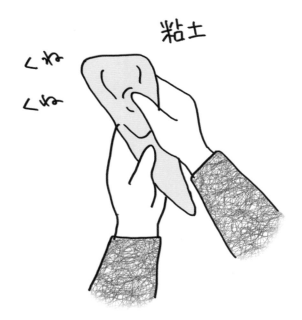

（1）用意するもの

■**天然歯**（台所用漂白剤または水酸化ナトリウムに浸けて消毒した抜去歯）**5 本**
または **10 本**

■**紙と鉛筆**

■**ストップウォッチ**（またはタイマー）

（2）や り 方

① 1 本の歯の鑑別時間を，はじめは 1 分に決めて，次々と答えを紙に書いていきます．全部の歯の鑑別が終わったら採点します．

② 時間を短く 30 秒にして難易度を上げます．

③ 可能なら，たくさんの天然歯に挑戦しましょう．

　全問正解したら，「全日本 天然歯鑑別選手権大会」に応募しましょう！

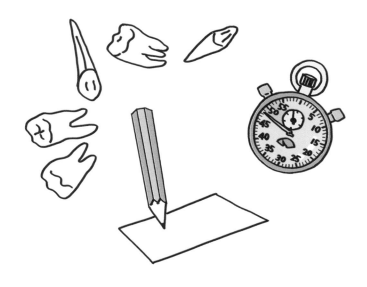

謝　辞

　本書のお手本となった，昭和 24 年刊行，藤田恒太郎先生著，『歯の解剖学』（金原出版）は，国内外を問わず歯の基本的な知識と鑑別の技術を学ぶすべての人々にとって疑うことのないバイブルともいうべき名著で，22 版まで改訂が行われています．少し大げさかもしれませんが，同書によって今の日本の「歯の鑑別」の知識と技術水準が保ち続けられている，といってもよいでしょう．小書で歯の鑑別に興味が湧いたら，ぜひ，『歯の解剖学』を読まれることをお勧めします．私自身の鑑別能力も同書の熟読によって得られました．原著者である藤田恒太郎先生，その後，改訂に尽力された桐野忠大先生，山下靖雄先生に心から敬意と感謝を捧げます．

　私自身は学生時代，橋本巌先生から同書を教科書に講義を受けました．その後，先任の小寺春人先生から私へ歯の解剖学の講義を引き継いだのを機に，学生によりわかりやすくステップ・バイ・ステップで歯の鑑別を学べるよう，自身の臨床経験も交えた『歯の解剖学ノート』をつくり，学生のための講義プリントとして配布していました．『歯の解剖学』を教科書として学んだ私のノート（または，脳）の中味は，歯の見方，見るべきポイント，見分けるコツなど，同書によって培われたものです．できのあまり良くない学生に懸命にご講義いただいた橋本先生，そして，折にふれ歯の鑑別やその周辺のエピソードをお話してくださった小寺先生に，心よりお礼申し上げます．

　本書を書くことにしたきっかけは，東日本大震災で亡くなられた方々の身元確認のために現地に赴かれた多くのボランティアの方々に，何かしら役に立ちたいとの思いからです．警察関係者，消防関係者，災害派遣の方々，民間のボランティアの方々などを対象に，歯科関係以外の人に歯のことをわかりやすく，を最優先しました．本書が歯の鑑別技術を学ぶ方々の勉強に少しでも役立つことができれば望外の幸せです．

　上梓にあたり，鶴見大学歯学部 3 年の夏休み，宿題に描いた歯のスケッチを快く掲載させてくださった田尻（旧姓 髙田）光子先生，イラストのアイデアと下図を手掛けてくださった三原奈緒美さん，そして，本書の企画から発行まで終始背中を後押しし，応援してくださった学建書院の大崎真弓さんに，心からお礼申し上げます．

本書（第 2 版第 1 刷）の内容の補足や歯の解剖に
関する参考画像などが右の QR コードよりご覧い
ただけます.

著者紹介

下田信治（しもだしんじ）

　1980年，鶴見大学歯学部卒業．卒後，直ちに鶴見大学歯学部解剖学第一講座助手として人体解剖学と歯の比較解剖学的研究に従事．1989年，米国フォーサイス研究所（Visiting Scientist in Physical Chemistry）にて，歯のアパタイト研究に従事．1991年，鶴見大学歯学部解剖学第一講座に復帰し，歯の解剖学や骨学など主に生体の硬組織に関連する講義や研究に従事．同大学歯学部講師を経て2010年より鶴見大学歯学部教授．

塩崎一成（しおざきかずなり）

　2001年，東京歯科大学大学院歯学研究科卒業．同年，鶴見大学歯学部解剖学第一講座助手として着任し，肉眼解剖学分野の教育・研究に従事．同大学歯学部助教，講師を経て，2014年，米国ミネソタ州立大学（Visiting Assistant Professor）に留学し，顎顔面痛に関する研究に従事．2015年鶴見大学歯学部口腔解剖学講座に復帰．2018年より同大学歯学部准教授．

イラスト　田尻光子／三原奈緒美／たかいひろこ
編集協力　中山里津子

楽しみながら身につく 歯を見分ける技術

2014年 4 月 1 日　第 1 版第 1 刷発行
2021年 3 月 1 日　第 2 版第 1 刷発行

著　　者　　下田　信治
塩崎　一成
発行者　　木村　勝子
発行所　株式会社 学建書院
〒113-0033　東京都文京区本郷 2-13-13　本郷七番館 1F
TEL（03）3816-3888
FAX（03）3814-6679
http://www.gakkenshoin.co.jp
印刷製本　三報社印刷㈱

ISBN978-4-7624-1688-0